主医学传承系列

《傅青主女科》

方证新悟及临证应用

主编　张晋峰　薛勤梅

中国健康传媒集团
中国医药科技出版社

内 容 提 要

本书系对《傅青主女科》中部分经典方剂的体悟及临证应用解读。精选《傅青主女科》中临床应用颇效的方剂作为框架，简述方剂所涉原文，详述笔者对该方剂的传统应用及现代拓展应用体悟，并配以详细且完整的临证医案展现临床辨证及用药思路，具有较强的学习实操性。本书既适合广大医师在临床工作中参阅，也可供中医爱好者学习使用。

图书在版编目（CIP）数据

《傅青主女科》方证新悟及临证应用 / 张晋峰，薛勤梅主编 . -- 北京：中国医药科技出版社，2025. 2.
ISBN 978-7-5214-5211-2

Ⅰ . R271

中国国家版本馆 CIP 数据核字第 2025F53Z41 号

美术编辑　陈君杞
版式设计　也　在

出版　**中国健康传媒集团**｜中国医药科技出版社
地址　北京市海淀区文慧园北路甲 22 号
邮编　100082
电话　发行：010-62227427　邮购：010-62236938
网址　www.cmstp.com
规格　880×1230mm $^1/_{32}$
印张　6 $^1/_4$
字数　138 千字
版次　2025 年 2 月第 1 版
印次　2025 年 2 月第 1 次印刷
印刷　北京印刷集团有限责任公司
经销　全国各地新华书店
书号　ISBN 978-7-5214-5211-2
定价　**23.80 元**

获取新书信息、投稿、为图书纠错，请扫码联系我们。

编委会

前　言

　　中医药学是一门拥有博大精深理论体系和传承规律的生命科学，中医妇科学为其重要分支，治学当溯本求源，勤求古训，古为今用。

　　《傅青主女科》是一部颇具临床价值的妇产科专著，其论述独到精辟，方法精妙，疗效卓著，为后代医家所崇尚。书成于清康熙十二年（1673），又名《傅氏女科仙方》《女科仙方》《女科》。全书二卷，上卷分带下、血崩、鬼胎、调经、种子5门，计38篇，39证，载41方；下卷分妊娠、小产、难产、正产、产后5门，计39篇，41证，载42方、2法。附《产后编》二卷，论述产后诸证43种。另附补集。

　　《傅青主女科》是一部临床契合度高、辨证详明、说理精辟的妇产科古籍。有"谈证不落古人案臼，制方不失古人准绳，用药纯和，无一峻品，辨证详明，一目了然"的极高评价，其学术思想及用药特点值得后世妇科医师挖掘。全书论述简要，理法严谨，药简方效，切于实用。

笔者从事临床工作 40 余年，通过对《傅青主女科》理论及方剂的不断学习、研究、运用，深入探索，反复实践验证，体会到其临床疗效突出！故总结笔者对《傅青主女科》中部分经典方剂的理解和临证感悟，以及经典应用和在现代疾病治疗中的拓展，并附相应临证验案的详细诊疗过程和思路以熏后学。

文稿虽几经互审和反复推敲，力求严谨、科学，但百密难免一疏，如有不当之处，恳请读者谅解并提出宝贵意见，以便不断修订完善。

编者

2025 年 1 月

目录

完带汤

一、原文浅析 ·· 3

二、临证新用 ·· 4

    1. 盆腔炎性疾病后遗症 ·································· 4

    2. 复发性外阴阴道假丝酵母菌病 ············· 6

三、典型医案 ·· 7

    医案一：盆腔炎性疾病后遗症；带下病 ············· 7

    医案二：复发性外阴阴道假丝酵母菌病；阴痒 ············· 11

易黄汤

一、原文浅析 ·· 17

二、临证新用 ·· 18

    1. 萎缩性阴道炎 ·································· 18

    2. 宫颈人乳头瘤病毒感染（宫颈 HPV 感染）············· 19

三、典型医案 ·· 22

    医案一：萎缩性阴道炎；带下病 ············· 22

    医案二：宫颈高危型人乳头瘤病毒感染；带下病 ············· 24

清经散

一、原文浅析……………………………………………… 30

二、临证新用……………………………………………… 32

　　1.异常子宫出血 ……………………………………… 32

　　2.子宫内膜息肉 ……………………………………… 34

三、典型医案……………………………………………… 36

　　医案一：异常子宫出血；月经过多……………………… 36

　　医案二：异常子宫出血；崩漏 ………………………… 38

　　病案三：异常子宫出血；子宫内膜息肉可能；月经先期 … 41

两地汤

一、原文浅析……………………………………………… 46

二、临证新用……………………………………………… 47

　　1.异常子宫出血（AUB） …………………………… 47

　　2.围绝经期综合征 …………………………………… 49

　　3.产后便秘 …………………………………………… 50

　　4.晚期产后出血 ……………………………………… 51

三、典型医案……………………………………………… 52

　　医案一：异常子宫出血；月经先期……………………… 52

　　医案二：异常子宫出血；经间期出血 ………………… 54

　　医案三：围绝经期综合征；闭经；经断前后诸证………… 57

　　医案四：产后便秘；产后大便难 ……………………… 60

　　医案五：晚期产后出血；产后恶露不绝 ……………… 61

调肝汤

一、原文浅析 ································ 66

二、临证新用 ································ 67

　　1. 盆腔炎性疾病后遗症 ················ 67

　　2. 子宫腺肌瘤 ······················· 70

三、典型医案 ································ 71

　　医案一：盆腔炎性疾病后遗症；妇人腹痛 ·· 71

　　医案二：子宫腺肌瘤；痛经；癥瘕 ······· 75

顺经汤

一、原文浅析 ································ 81

二、临证新用 ································ 81

　　肺部子宫内膜异位症 ················· 81

三、典型医案 ································ 84

　　医案一：肺部子宫内膜异位症可能；经行吐衄 ··· 84

　　医案二：肺部子宫内膜异位症可能；经行吐衄 ··· 87

　　医案三：肺部子宫内膜异位症可能；经行吐衄 ··· 90

健固汤

一、原文浅析 ································ 94

二、临证新用 ································ 95

　　1. 经前期综合征 ····················· 95

　　2. 排卵性异常子宫出血 ··············· 97

3. 阴道微生态失衡 ························ 98

三、典型医案 ····························· 100

医案一：经前期综合征；经行泄泻 ········· 100

医案二：排卵性异常子宫出血；经间期出血 ····· 103

医案三：阴道微生态失衡；带下过多 ········· 107

益经汤

一、原文浅析 ····························· 113

二、临证新用 ····························· 115

早发性卵巢功能不全 ················· 115

三、典型医案 ····························· 117

医案一：早发性卵巢功能不全；闭经 ········· 117

医案二：早发性卵巢功能不全；月经过少 ······· 123

养精种玉汤

一、原文浅析 ····························· 131

二、临证新用 ····························· 132

排卵障碍性不孕 ··················· 132

三、典型医案 ····························· 134

医案一：不孕症；月经先期 ············· 134

医案二：不孕症；多囊卵巢综合征；月经后期 ····· 137

医案三：多囊卵巢综合征；不孕症；月经后期 ····· 143

加味补中益气汤

一、原文浅析 ································· 149

二、临证新用 ································· 151

　　多囊卵巢综合征 ························· 151

三、典型医案 ································· 153

　　医案一：多囊卵巢综合征；不孕症；月经量少 ······ 153

　　医案二：多囊卵巢综合征；不孕症；月经后期 ······· 158

生化汤

一、原文浅析 ································· 169

二、临证新用 ································· 171

　　1. 复发性流产 ·························· 172

　　2. 子宫肌瘤、子宫腺肌病 ················· 174

　　3. 晚期产后出血 ······················· 176

三、典型医案 ································· 177

　　病案一：子宫肌瘤；癥瘕 ·················· 177

　　病案二：复发性流产；滑胎 ················· 180

　　病案三：晚期产后出血；产后恶露不绝 ·········· 185

完带汤

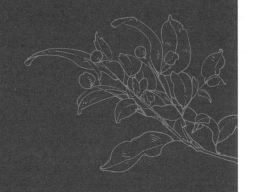

白术一两，土炒　　山药一两，炒　　人参二钱

白芍五钱，酒炒　　车前子三钱，酒炒　　苍术三钱，制

甘草一钱　　陈皮五分　　黑芥穗五分　　柴胡六分

【来源：女科上卷——带下——白带下】

　　夫带下俱是湿症。而以"带"名者，因带脉不能约束，而有此病，故以名之。盖带脉通于任、督，任、督病而带脉始病。带脉者，所以约束胞胎之系也。带脉无力，则难以提系，必然胎胞不固，故曰：带弱则胎易坠，带伤则胎不牢。然而带脉之伤，非独跌闪挫气已也。或行房而放纵，或饮酒而癫狂，虽无疼痛之苦，而有暗耗之害，则气不能化经水，而反变为带病矣。故病带者，惟尼僧、寡妇、出嫁之女多有之，而在室女则少也。况加以脾气之虚，肝气之郁，湿气之侵，热气之逼，安得不成带下之病哉！故妇人有终年累月下流白物，如涕如唾，不能禁止，甚则臭秽者，所谓白带也。夫白带乃湿盛而火衰，肝郁而气弱，则脾土受伤，湿土之气下陷。是以脾精不守，不能化荣血以为经水，反变成白滑之物，由阴门直下，欲自禁而不可得也。治法宜大补脾胃之气，稍佐以舒肝之品，使风木不闭塞于地中，则地气自升腾于天上，脾气健而湿气消，自无白带之患矣。方用完带汤。

　　白术一两，土炒　山药一两，炒　人参二钱　白芍五钱，酒炒　车前子三钱，酒炒　苍术三钱，制　甘草一钱　陈皮五分　黑芥穗五分　柴胡六分

　　水煎服。二剂轻，四剂止，六剂则白带全愈。此方脾、胃、肝三经同治之法，寓补于散之中，寄消于升之内。开提肝木之气，则肝血不燥，何至下克脾土。补益脾土之元，则脾气不湿，何难分消水气。至于补脾而兼以补胃者，由里以及表也。脾非胃气之强，则脾之弱不能旺，是补胃正所以补脾耳。

一、原文浅析

原文论述了带下病的本质、病机，以及白带的证治。任脉为"阴脉之海"；督脉为"阳脉之海"；带脉约束纵行诸经，与任、督二脉密切相关，主司带下，约束胞胎，带脉无力则失所提系。跌扑闪撞、房劳、醉酒均可伤及带脉，致带脉失约而成带下病。傅氏认为，白带下的本质是湿邪致病，脾虚、肝郁、湿邪下注致带脉弛缓，不能约束。

"脾宜升则健"，脾气健运，水清四布，反之，脾气虚衰，运化水液功能障碍，则致水湿内生；"湿困脾"，水湿困遏，脾阳不振，运化无权则湿聚。"木之性主于疏泄"，《妇科玉尺·带下》言："妇人多郁，郁则伤肝，肝伤则脾受克，湿土下陷，脾精不守，不能输为营血，而白物下流。"肝属木，肝郁则木横，最易乘侮脾土，以致脾虚愈甚，不能运化水湿，湿土之气下陷，则白带下而不能禁。"治湿不理脾，非其治也"，故治宜健脾为主，以助运化，方选完带汤。

完带汤由人参、白术、山药、陈皮、车前子、苍术、柴胡、白芍、黑芥穗、甘草十味药物组成。方中重用白术、山药，两药一温一平，相互协同，健脾土而运湿浊。白术被《本草求真》称为"脾脏补气第一要药也"，又具利腰脐之气之能，土炒又可缓和燥性，增强健脾之功，故重用一两以健脾土而运湿浊；山药为平补肺、脾、肾三脏之良药，《本草纲目》谓其"补肺益肾，健脾养胃"，平补之中又兼收涩之效，补肾而固带，亦用至一两。人参补益中气，调和中州；陈皮理气健脾。两药相合，中州之气陷自举，脾胃运化功能得复，则带脉随之复常。车前子利下焦水湿，苍术燥中焦湿浊，以加强祛湿利水之功。全方最妙莫过于入肝之品，"木郁达之"，法当升散，方中黑芥穗、柴胡仅用五、六分，稍稍疏肝以"升提肝木之气"，且可升举清阳之气；肝为刚脏，酒炒白芍养血柔肝。补散相合使柔而不滞、敛中有散。甘草调和诸药。观全方，补、散、升、消，皆为湿寻得去路，补脾为主，稍佐以舒肝，使脾气健运，肝气条达，清阳升而湿气消，自无白带之患。

二、临证新用

1. 盆腔炎性疾病后遗症

———— 西医 ————

盆腔炎性疾病主要是指女性上生殖道感染所致的一组感染性疾病，主要包含子宫内膜炎、输卵管炎、输卵管卵巢脓肿、盆腔腹膜炎等，炎症既可局限于一个部位，也可同时累及几个部位。如果盆腔炎性疾病未得到及时正确的诊治，或患者体质较差病程迁延则成盆腔炎性疾病后遗症。盆腔炎性疾病后遗症期多有病灶病原体消失和隐匿等特点，多发生在年轻女性，病程长，疾病缠绵难愈且反复发作，以下腹部坠痛、腰酸和带下异常为主要临床表现。通过询问病史，结合临床表现及妇科检查可进行诊断。西医目前以经验性抗生素治疗为主，但由于盆腔组织的纤维增生变硬，或粘连包裹病原体，药物不能直接到达病灶，且抗生素治疗针对性不强，常导致女性生殖道正常菌群紊乱，远期治疗效果不佳，停药易复发，同时，亦不能消除炎症所伴随的粘连和炎性包块。物理治疗必须严格掌握适应证和禁忌证，手术治疗费用相对较高，创伤相对较大，且术后可能引起再粘连，故不适于临床广泛使用。

<hr>

中医

根据临床表现，可将盆腔炎性疾病后遗症归入中医学的"妇人腹痛""带下病"等范畴。

本病久病难愈，忧思伤脾，加之苦寒药败胃，脾虚不能升清降浊，湿土之气下陷。《黄帝内经·素问·太阴阳明论》曰"伤于湿者，下先受之"，脾虚生内湿，湿为阴邪，其性重浊趋下，易袭阴位，胞宫位居下焦，最易遭受湿邪侵袭，湿浊下注而成带下病。《沈氏尊生书》云："气运于血，血随气以周流，气凝血亦凝矣，气凝在何处，血亦凝在何处"，湿为有形之邪，最易阻滞气机，气机不畅，可致血瘀；胞宫冲任气血不和，不通则痛，则腹痛。湿性黏滞胶着，则病程缠绵，易复发，难速愈。

笔者认为，脾土健运则湿不复生，已有之湿可望得去。若独取治湿不断其源，终则旧湿才去，新湿又生，故健脾和中与祛除湿邪相辅相成。再调气血，调理肝之体用，则木不郁而土不壅，湿邪易去，气血流畅不致积结，方选完带汤加味补脾疏肝、化湿通络止痛。

2. 复发性外阴阴道假丝酵母菌病

———————————————— 西医 ————————————————

外阴阴道假丝酵母菌病（VVC）曾被称为"外阴阴道念珠菌病""念珠菌性阴道炎"，是女性常见的生殖道感染性疾病。致病菌 80%～90% 为白假丝酵母菌。临床表现为外阴阴道瘙痒，伴阴道分泌物增多，呈白色豆渣样或凝乳状，严重者坐立不安，夜晚更甚，部分患者可出现外阴部烧灼痛，或伴尿痛、性交痛等症状。妇科检查见外阴红斑、水肿，可伴抓痕，严重者外阴皮肤皲裂，甚至糜烂，阴道黏膜红肿，小阴唇内侧及阴道黏膜有白色块状物，擦拭后露出红肿黏膜面，急性期还可见到糜烂及浅表溃疡。西医通常采用消除诱因和局部或全身抗真菌治疗。一年内有症状，并经真菌检查证实的外阴阴道假丝酵母菌病发作 4 次或以上，称为复发性外阴阴道假丝酵母菌病（RVVC）。复发性外阴阴道假丝酵母菌病治疗棘手，同时会导致相关的医疗费用增加，严重影响患者的生活质量、心理健康，给患者家庭及社会带来沉重的经济负担。

———————————————— 中医 ————————————————

根据外阴阴道假丝酵母菌病带下量多、外阴瘙痒等临床特点，可将其归入中医学"带下病""阴痒"等范畴。

《女科经纶》曰："白带多是脾虚……脾伤则湿土之气下陷，是脾精不守，不能输荣血而下白滑之物"。素体脾虚，或饮食所伤，或劳倦过度，或忧思气结，损伤脾气，脾虚运化失司，使得水液停滞中焦，日久终成湿浊之邪，聚于下焦损伤任、带二脉，发为带下病。湿邪下渍阴部，浸淫日久郁而化热，热微则痒。

笔者认为，外阴阴道假丝酵母菌病虽为局部病变，但究其根本在于脾虚，为本虚标实证，脾虚为本，湿热为标，主张整体与局部治疗相结合。内服宜健脾益气为主，辅以升阳祛湿，方选完带汤加味。外治以阴痒 2 号方除湿止痒。

三、典型医案

医案一：盆腔炎性疾病后遗症；带下病

闫某，女，37 岁。2023 年 6 月 9 日初诊。

【主诉】间断性带下量多伴腰腹不适 3 年余。

【现病史】患者于 3 年前无明显诱因出现带下量多，伴腰酸、少腹不适。多次就诊于当地医院，给予清热解毒类中药口服（具体药物及用量不详），然带下量时多时少，劳累后腰酸反复。现症见：带下量多，色白，无异味，偶有外阴瘙痒，伴少腹不适及腰酸，劳累后加重，纳呆，寐尚好，二便调。舌淡胖，边有齿痕，苔薄白，脉沉涩。

【月经史】14 岁初潮，月经规律，周期 27～28 天，经期 4～5 天，经量适中，经色暗红，伴血块，无痛经。末次月经：2023 年 5 月 31 日。

【婚育史】已婚。G3P2A1。

【妇科检查】

外阴：已婚已产型。

阴道：通畅，分泌物量多，色白，质稀薄，无异味。

宫颈：肥大。

宫体：前位，大小约 6cm×4cm，质地中等，活动欠佳，轻压痛。

附件：双附件区轻压痛。

【辅助检查】

①妇科超声：子宫前位，大小约 5.6cm×3.9cm×5.1cm；内膜回声清晰，厚约 0.4cm；双侧卵巢大小正常；子宫直肠窝可见液性暗区，范围约 2.2cm×1.5cm；双侧附件区未见明显异常回声。

②阴道分泌物检查：未见明显异常。

【诊断】

①西医诊断：盆腔炎性疾病后遗症。

②中医诊断：带下病（脾虚证）。

【辨证论治】寒药伤脾，脾阳虚水湿不化，湿浊下陷，故带下量多；湿浊中阻，气机不能调达，不通则痛，故少腹不适；湿浊壅阻于腰府，故腰部酸重。结合舌脉，辨为脾虚证，宜健脾为治。

【处方】完带汤加味。

白术 20g、山药 30g、党参 20g、白芍 15g、车前子 15g、苍术 15g、陈皮 15g、黑芥穗 9g、柴胡 9g、怀牛膝 15g、川断 15g、巴戟天 15g、甘草 6g。14 剂，水煎，早晚分服。

二诊：2023 年 6 月 26 日。带下量减少，少腹不适及腰酸稍减轻，偶感心烦，纳呆改善，寐不安，二便调。舌淡胖，边有齿痕，苔薄白，脉沉涩。

【辨证论治】病程较长，病情缠绵，时有反复，忧思过度，心阴暗耗，心神失养，致心烦不寐，故加养心安神之品。即将行经，宜因势利导，故加活血化瘀利水之药。

【处方】完带汤加味。

白术 20g、山药 30g、党参 20g、白芍 15g、车前子 15g、苍术 15g、陈皮 15g、黑芥穗 9g、柴胡 9g、怀牛膝 15g、川断 15g、巴戟天 15g、甘草 6g、酸枣仁 30g、百合 20g、钩藤 15g、益母草 15g、泽兰叶 30g。10 剂，水煎，早晚分服。

三诊：2023 年 7 月 5 日。末次月经：2023 年 6 月 28 日，经量较前增多，血块多，色暗红。现经净 4 天，带下量少，腰腹不适减轻，纳寐尚好。舌淡胖，边有齿痕，苔薄白，脉沉涩。

【辨证论治】诸症缓解，湿邪已祛大半。舌淡胖，边有齿痕，为脾虚之征，宜继理脾为法以固本。

【处方】完带汤加味。

白术 20g、山药 30g、党参 20g、白芍 15g、车前子 15g、苍术 15g、陈皮 15g、黑芥穗 9g、柴胡 9g、怀牛膝 15g、川断 15g、巴戟天 15g、甘草 6g。14 剂，水煎，早晚分服。

四诊：2023 年 7 月 20 日。精神好，带下量少，无明显腰腹不适，纳寐好，二便调。舌胖，脉沉细。

【妇科检查】宫体活动欠佳，无压痛；双附件区无压痛。

【辨证论治】带下正常，诸症已除，唯子宫活动未复，脾虚证仍在，继理脾以巩固疗效。

【处方】完带汤加味。

白术 20g、山药 30g、党参 20g、白芍 15g、车前子 15g、

苍术 15g、陈皮 15g、黑芥穗 9g、柴胡 9g、怀牛膝 15g、川断 15g、巴戟天 15g、甘草 6g。14 剂，水煎，早晚分服。

半年后随访，未再复发。

📄 医案品析

《医学心悟》言带下病"不外脾虚有湿"。本案患者初期多次口服清热解毒类中药，过用苦寒损伤脾阳，脾虚生湿，湿浊困脾，肝木趁虚而乘，但反被脾湿所侮而致肝气郁结，气机不能调达，久病耗伤，正气匮乏，以致疾病缠绵。证属脾虚，治宜健脾为主，方选完带汤加味。方中党参健脾益气；白术补脾兼燥湿；山药补脾、肺、肾，止带。三者合用，意在大补脾胃之气，使脾气健运，湿浊得消。苍术、陈皮行气燥湿运脾；车前子祛风胜湿，止带。《玉楸药解》云："白术守而不走，苍术走而不守，故白术善补，苍术善行，其消食纳谷，止呕止泄亦同白术，而泄水开郁，苍术独长。一补一行，湿邪自消"。柴胡、芥穗辛散升阳，配合白术生发脾胃清阳，使湿气得以升散而化，体现了寄消于升的配伍特点。久病及肾，故加怀牛膝、川断、巴戟天补肾强腰。《景岳全书·不寐》云"劳倦思虑过度者，必致血液耗亡，神魂无主，所以不眠"，故二诊加酸枣仁、百合、钩藤疏肝宁志、养血安神；结合中医周期疗法，经期将至，加活血通经之益母草、泽兰叶活血化瘀利水，促进体内的瘀血浊液随经血一并排出。如此治疗，终能向愈，不再反复。

医案二：复发性外阴阴道假丝酵母菌病；阴痒

李某，女，34岁。2021年10月13日初诊。

【**主诉**】带下量多伴阴痒1年余。

【**现病史**】2020年8月开始出现带下量多，分泌物呈豆渣样，伴外阴、阴道瘙痒，于当地医院行分泌物检查见假丝酵母菌芽生孢子，诊断为念珠菌性阴道炎，予氟康唑胶囊口服、克霉唑阴道栓阴道用药治疗后，症状改善。此后反复出现阴道瘙痒，带下量增多，分泌物呈豆渣样或白色凝乳状，多次分泌物检查均提示假丝酵母菌芽生孢子或假菌丝，曾多次规律口服氟康唑胶囊治疗，但症状仍时常反复。3天前，无明显诱因再次出现外阴、阴道瘙痒，阴道分泌物增多，呈豆渣样，自行口服氟康唑0.15g，未见明显改善。现症见：外阴、阴道瘙痒，阴道分泌物增多，呈豆渣样，伴腰酸，食少纳呆，入睡困难，多梦易醒，心烦易怒，二便调。舌质淡暗，边有齿痕，苔白，脉沉涩。

【**月经史**】13岁初潮，月经规律，周期28～30天，经期5天，经量正常，经色暗红，伴血块，无痛经。末次月经：2021年10月2日。

【**婚育史**】已婚。$G_2P_1A_1$。

【**妇科检查**】

外阴：已婚已产式。

阴道：通畅，分泌物量多，色白，呈豆渣样，阴道壁散在充血点。

宫颈：肥大。

宫体：前位，大小约 6cm×4cm，质地中等，活动，无压痛。

附件：双附件区未扪及明显异常。

【辅助检查】

①阴道分泌物检查：假丝酵母菌芽生孢子（+），滴虫（−），线索细胞（−），白细胞（+++），清洁度（Ⅲ）。

②生殖道支原体检测：（−）。

③生殖道衣原体检测：（−）。

④HPV 基因分型检测：（−）。

【诊断】

①西医诊断：复发性外阴阴道假丝酵母菌病。

②中医诊断：阴痒（脾虚兼湿热证）。

【辨证论治】疾病反复不愈，产生焦虑、烦闷、抑郁等负面情绪，致肝气郁结，肝木横克脾土，脾失健运，水湿阻滞，循经下注，致任脉不固、带脉失约，故带下绵延不绝；食少纳呆为脾虚之候；阴痒为湿热浸淫之征。证属本虚标实，治宜健脾祛湿止痒，内外合治。

【处方】

①内服方：完带汤加味。

白术 30g、山药 30g、太子参 20g、白芍 15g、车前子 30g、苍术 15g、陈皮 9g、黑芥穗 6g、柴胡 6g、煅龙骨 30g、煅牡蛎 30g、甘草 6g。14 剂，水煎，早晚分服。

②外洗方：阴痒 2 号方。

决明子 30g、女贞子 30g、地肤子 15g、花椒 6g、苦参 15g、黄柏 15g、紫花地丁 15g、菟丝子 10g、明矾 9g、硼砂

4g、蝉衣 15g、甘草 6g。14 剂，浓煎，阴道灌洗，药液留置15 分钟，1 次 / 日，共 14 天。

二诊：带下量减少，质稀，无异味，无外阴、阴道瘙痒，纳好，多梦易醒，二便调。舌质淡暗，边有齿痕，苔白，脉沉涩。

【辅助检查】

阴道分泌物检查：假丝酵母菌芽生孢子（－），菌丝（－），滴虫（－），线索细胞（－），白细胞（＋＋），清洁度（Ⅱ）。

【辨证论治】邪气反复侵扰，疾病久治不愈，情志失调，肝气郁结，影响气血运行，使得气血不能顺利潜藏于阴，扰乱心神，致失眠、多梦易醒，故加用解郁安神之品。

【处方】完带汤加味。

白术 30g、山药 30g、太子参 20g、白芍 15g、车前子 30g、苍术 15g、陈皮 9g、黑芥穗 6g、柴胡 6g、煅龙骨 30g、煅牡蛎 30g、百合 20g、合欢皮 15g、甘草 6g。10 剂，水煎，早晚分服。

三诊：2021 年 11 月 20 日。带下量少，无外阴、阴道瘙痒，稍感腰酸，纳寐好，二便调。质淡暗，边有齿痕，苔白，脉沉。

【辨证论治】腰酸为肾虚之候，齿痕舌为脾虚之象，宜继健脾补肾固本。

【处方】完带汤加味。

白术 30g、山药 30g、太子参 20g、白芍 15g、车前子 30g、苍术 15g、陈皮 9g、黑芥穗 6g、柴胡 6g、巴戟天 15g、鹿角霜 9g。14 剂，水煎，早晚分服。

半年后复查阴道分泌物未见异常，阴道炎未再复发。

回 医案品析

本案源于忧思气结伤脾，脾弱运化水湿无能，反生湿邪，湿浊下注浸渍阴部，湿蕴而化热，故阴痒。证属脾虚兼湿热，治当健脾除湿止带，内服完带汤加味以治本，外用阴痒2号方除湿止痒以直达病所。

完带汤主治脾虚湿盛之白带，全方配伍使得脾健则湿浊自去，阳升则湿不下注。另加煅龙骨、煅牡蛎收涩以加强束带之功；百合、合欢皮解郁安神；巴戟天取其"善走肾经血分，能温肾助阳，强阴固精，调经止带"之效；鹿角霜取其"收涩止痢，去妇人白带"之功。

《理瀹骈文》曰："外治之理即内治之理，外治之药亦即内治之药，所异者，法耳""外治非谓能见脏腑，皮肤隔而主窍通，不见脏腑而直达脏腑也"。中药灌洗阴道，药物能充分地与阴道黏膜接触，并通过经络的传导，使阴道局部保持较高的药物浓度，让药物直达病灶部位，发挥直接治疗作用。阴痒2号方中，决明子清热；苦参、黄柏、地肤子、硼砂、紫花地丁清热祛湿；明矾解毒去腐；花椒、蝉衣祛风止痒；女贞子、菟丝子补虚扶正以助祛邪；甘草缓和药物烈性及毒性。全方具祛湿止痒，以治标证之效。

标本兼顾、内外合治、整体调理而协同起效，故疾病向愈，未再复发。

易黄汤

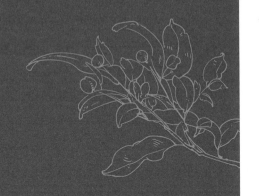

山药一两，炒　芡实一两，炒　黄柏二钱，盐水炒

车前子一钱，酒炒　白果十枚，碎

【来源：女科上卷——带下——黄带下】

妇人有带下而色黄者，宛如黄茶浓汁，其气腥秽，所谓黄带是也。夫黄带乃任脉之湿热也。任脉本不能容水，湿气安得而入，而化为黄带乎？不知带脉横生，通于任脉，任脉直上走于唇齿。唇齿之间，原有不断之泉，下贯于任脉以化精，使任脉无热气之绕，则口中之津液尽化为精，以入于肾矣。惟有热邪存于下焦之间，则津液不能化精，而反化湿也。夫湿者，土之气，实水之侵；热者，火之气，实木之生。水色本黑，火色本红，今湿与热合，欲化红而不能，欲返黑而不得，煎熬成汁，因变为黄色矣。此乃不从水火之化，而从湿化也。所以世之人有以黄带为脾之湿热，单去治脾而不得痊者，是不知真水、真火合成丹邪、元邪，绕于任脉、胞胎之间，而化此黔色也，单治脾何能痊乎！法宜补任脉之虚，而清肾火之炎，则庶几矣。方用易黄汤。

眉批：丹邪、元邪四字未晰，拟易以真水真火为湿热之气所侵，绕于任脉，云云。较无语病。然原书究不可轻改，故仍之。

按：丹元指本体而言，湿热即水火不正之气，所以为邪合成者。如净银倾入铅铜，便不成正色矣。真水真火与邪混合为一则不但侵矣，所以色变。原书原无语病。

山药一两，炒　芡实一两，炒　黄柏二钱，盐水炒　车前子一钱，酒炒　白果十枚，碎

水煎。连服四剂，无不痊愈。此不特治黄带方也，凡有带病者，均可治之。而治带之黄者，功更奇也。盖山药、芡实

专补任脉之虚，又能利水，加白果引入任脉之中，更为便捷，所以奏功之速也。至于用黄柏清肾中之火也，肾与任脉相通以相济，解肾中之火，即解任脉之热矣。

> 眉批：凡带症多系脾湿。初病无热，但补脾土兼理冲任之气，其病自愈。若湿久生热，必得清肾火而湿始有去路，方用黄柏、车前子，妙！山药、芡实尤能清热生津。

一、原文浅析

原文论述黄带的病因、病机和治则。女性带下色黄，伴腥秽异味，称为黄带。黄色本为脾土之色，脾虚失运易生湿，湿郁而化热，故黄带应为脾虚湿热之证，然临证单从脾之湿热治疗黄带，收效甚微，而治以祛除任脉之湿热，疗效颇佳，故傅氏认为黄带为任脉湿热而非单纯脾虚湿热之证。

任脉为"阴脉之海""主一身之阴液"，任脉起于胞中，沿腹部正中线上行达廉泉至承浆环绕口唇之间，口中源源不断之津液灌注于任脉并转化为阴精，由任脉输注于肾藏之，任脉中充盛的阴精防止肾之内热的产生。若任脉亏虚，则肾阴不足，虚热内生，热伤气，气不化津，灌注于任脉的津液则不能转化为阴精，而反化为湿。湿与热合，相互煎熬而成黄色。故黄带之"黄"不是因为在脾才黄，而是湿热相互煎熬才黄。由此可见，任脉与肾关系最为密切，在此"任脉湿热"可以理解为肾中真水、真火失衡，产生的邪水（湿邪）、邪火（热邪），故"任脉湿热"即肾虚有热，气不化津反化为湿，湿热相合，发为黄带。治宜补肾清热祛湿，方用易黄汤。

易黄汤由山药、芡实、黄柏、车前子、白果五味药物组成。方中重用炒山药、炒芡实补肾益精、固涩止带，《本草求真》言芡实"功与山药相似，然山药之阴，本有过于芡实，而芡实之涩，更有甚于山药。"二者共为君药"专补任脉之虚，又能利水"。白果收涩止带为臣药，傅氏言其引药"入任脉所以奏功之速也。"盐黄柏可引药入肾，增强滋肾阴，泻相火的作用，"用黄柏清肾中之火也，肾与任脉相通以相济，解肾中之火，即解任脉之热矣。"车前子清热利湿，使湿有去路，与黄柏共为佐药。全方重在补涩，兼以清利，使肾虚得复，热清湿去，黄带即止。

二、临证新用

1. 萎缩性阴道炎

~~~~~~~~~~~ 西医 ~~~~~~~~~~~

萎缩性阴道炎常见于绝经后女性。绝经后女性卵巢功能衰退，雌激素水平降低，阴道局部抵抗力下降，以需氧菌为主的其他致病菌过度繁殖或病原体入侵，从而引起阴道炎。主要症状为外阴瘙痒、灼热感，阴道分泌物稀薄，呈淡黄色。妇科查体阴道壁菲薄，阴道黏膜充血，或点状出血斑，有时见浅表溃疡。阴道分泌物显微镜检查见大量白细胞，而未见滴虫、假丝酵母菌等致病菌。根据病史、临床表现、妇科查体结合阴道分泌物显微镜检查可确诊。西医治疗原则为补充雌激素，增强阴道抵抗力，或使用抗菌药物抑制细菌生长，但停药后易复发和再感染。

———— 中医 ————

萎缩性阴道炎根据临床表现可归属于中医学"阴痒""带下病"的范畴。绝经后天癸衰竭，冲任脉衰，肾气渐乏，肾开窍于二阴，阴部肌肤失养，则外阴瘙痒、干涩；阴虚生内热，虚热熏灼，则有灼热感；或复感湿热之邪，湿热浸淫，壅结冲任，则带下色黄。证系本虚标实，本为肾虚，标为湿热，治宜补肾滋阴，因兼有湿热，以清利之法为辅，方选易黄汤。方中炒山药、炒芡实补肾益阴，白果收涩止带，盐黄柏解肾中之火，车前子清利水湿，合用清热利湿，使邪有去路。全方补肾益阴，清肾火而利湿热，标本兼顾，方能病去症除。

2. 宫颈人乳头瘤病毒感染（宫颈 HPV 感染）

———— 西医 ————

人乳头瘤病毒（HPV）是一种嗜人上皮组织的无包膜双链环状小 DNA 病毒。目前已发现 200 多种 HPV 型别，根据生物学特征和致癌性，HPV 被分为高危型和低危型。在近 90% 的子宫颈上皮内病变和子宫颈癌组织中发现高危型 HPV 感染。高危型人乳头瘤病毒持续感染是宫颈癌和癌前病变最重要的致病因素。该病毒往往具有高度的宿主特异性，潮湿、温暖是其赖以生存的环境，如人体皮肤褶皱处、黏膜复层鳞状上皮（如宫颈阴道部）等。发病相关的危险因素包括多个性伴侣、过早开始性生活、多产、性传播疾病、免疫功能低下、吸烟、口服避孕药和营养不良。高危型 HPV 感染早期多无特殊临床症状，或仅为阴道分泌物增多或接触性出血。其诊断遵循三阶梯原则，即子宫颈癌筛查、筛查异常转诊阴道镜检查和组织病理学诊断。HPV 无特异性治疗药物，目前的外用制剂转阴率低，且复发率高，但宫颈癌是目前唯一可以预防及消除的肿瘤，如何清除宫颈高危型 HPV 感染，对防治宫颈癌的发生起着至关重要的作用。

────── 中医 ──────

根据宫颈 HPV 感染带下异常的临床表现，可将其归属于中医学"带下病"的范畴，其感染部位在宫颈。中医称宫颈为"子门"，《类经》言"子门，即子宫之门也"，其上承胞宫，下接阴道，为防止外邪入侵的第二道关口。《景岳全书》言："妇女带下，总因命门不固。"房劳多产，损伤肾气，气化失常，水湿内停，湿郁久生热，湿与热合；或肾虚胞脉失养，湿热之邪乘虚侵袭；湿热相煎，发为黄带；热灼血络，发为赤带，即表现为交合出血。肾主气化，肾虚不能驱邪外出，湿性黏滞，湿热久遏，酝酿成毒，湿热毒邪久聚子门，或带多，或带黄，或带血，或带下腥秽，或溃腐成脓，发为癌肿。《素问·评热病论》言："邪之所凑，其气必虚。"故笔者认为，宫颈 HPV 感染的发生以"肾虚"为本，"邪恋"为标，而邪气不外乎湿、热、毒，临证以易黄汤加味化裁而成抗毒汤治之。

抗毒汤由炒山药、炒芡实、白果、黄柏、车前子、黄芪、灵芝、生薏苡仁、土茯苓、木贼草、板蓝根、大青叶、怀牛膝、莪术、甘草而成。方解如下：

炒山药补肾固精止带，炒芡实益肾固精，除湿止带，二药合用，补肾固涩止带，即"专补任脉之虚，又能利水"。黄芪益气补中，灵芝"疗虚劳"，黄芪、灵芝合用，扶正培本，且增强炒山药、炒芡实补肾之力。此四药合而为君。

白果收涩止带。生薏苡仁利水渗湿，《本草备要》言"薏苡去湿要药，因寒因热，皆可用也。"土茯苓解毒除湿，《本草正义》言其"利湿去热，能入络，搜剔湿热之蕴毒。"板蓝根清热解毒，《本草便读》言其"不过清热、解毒、辟疫、杀虫四者而已。"大青叶清热解毒。木贼草入肝经血分，《本草经疏》言其"主积块及妇女月水不断、崩中赤白。"此六药共为臣药，达湿除、热清、毒消之功。

黄柏引药入肾，增强滋肾阴、泻相火的作用，"用黄柏清肾中之火也，肾与任脉相通以相济，解肾中之火，即解任脉之热矣。"车前子甘寒而利，通利水道，使湿有去路。怀牛膝善下行，使药力直达病所，且与黄柏、薏苡仁合用，寓四妙丸清下焦湿热之意，增强臣药利湿热之力。莪术破血行气、去腐生肌。湿热毒邪久聚子门，症状多为带下异常，体征多表现为子门"糜烂样"改变，莪术可促进子门"糜烂"处"愈合"。此四药共为佐药。

甘草调和诸药为使。

诸药合用，使肾固、湿除、热清、毒消。

—— 现代药理研究 ——

灵芝、木贼草、板蓝根、大青叶、土茯苓、莪术具有抗病毒、抑菌消炎的作用。黄芪、灵芝、山药、芡实、薏苡仁具有免疫调节的作用，能提高机体免疫力，并具有抗肿瘤的作用。

宫颈HPV持续感染病程长，抗毒汤对其的治疗思路，与傅氏"凡带症多系脾湿。初病无热，但补脾土兼理冲任之气，其病自愈。若湿久生热，必得清肾火而湿始有去路"的思想相一致。

三、典型医案

医案一：萎缩性阴道炎；带下病

武某，女，56岁。2021年2月25日初诊。

【主诉】带下色黄1年。

【现病史】近1年，自觉带下色黄，量少，有异味，伴外阴瘙痒及阴道烧灼感。自行温水清洗外阴及阴道纳药甲硝唑阴道凝胶，用药后症状可改善，但同房及劳累后复作。现症见：带下色黄，量少，质稀薄，有异味，阴道烧灼感，腰骶酸困，口干不欲饮，纳食馨，寐安，小便灼热感，大便黏腻。舌质红，苔黄腻，脉细滑。

【月经史】13岁初潮，月经尚规律，周期25天，经期4天，经量少，经色暗红，伴血块，无痛经。绝经年龄：51岁。

【婚育史】已婚。$G_2P_1A_1$。

【妇科检查】

外阴：已婚已产型。

阴道：通畅，分泌物量少，色黄，质稀薄，伴异味，阴道黏膜点状充血。

宫颈：萎缩，光滑，点状充血。

宫体：前位，大小约4cm×3cm，质地中等，无压痛。

附件：双侧附件区未扪及明显异常。

【辅助检查】

①妇科超声：绝经期子宫，双侧附件区未见明显异常回声。

②阴道分泌物检查：未见念珠菌、滴虫及线索细胞。

【诊断】

①西医诊断：萎缩性阴道炎。

②中医诊断：带下病（肾虚湿热证）。

【辨证论治】绝经后女性，带下色黄，量少，质稀薄，有异味，阴道烧灼感，辨证属肾虚湿热。腰为肾之府，肾虚则腰骶酸困；湿热壅结膀胱，则小便灼热不适；舌脉为肾虚湿热之征。治以补肾益阴，清热祛湿。

【处方】易黄汤加味。

炒山药 15g、炒芡实 15g、白果 9g、黄柏 9g、车前子 15g、苦参 12g、白鲜皮 20g、地肤子 12g、淡竹叶 15g、甘草 6g。10剂，水煎，早晚分服。

二诊：2021 年 3 月 4 日。服药后症状缓解，仍觉腰骶酸困，纳食馨，寐安，二便调。舌质红，苔薄黄，脉细滑。

【辨证论治】症状缓解，湿热证已除大半。现肾虚不足症状突出，故加大炒山药、炒芡实剂量，增强补肾之力。

【处方】易黄汤加味。

炒山药 30g、炒芡实 30g、白果 9g、黄柏 9g、车前子 15g、甘草 6g。10 剂，水煎，早晚分服。

三诊：2021 年 3 月 28 日。诸症已消，舌质红，苔薄白，脉沉细。

【辨证论治】诸症皆除，嘱患者平素注意生活调适，劳逸适度，不适随诊。

后随访，未复发。

📖 **医案品析**

"肾荣于阴器，肾气虚……邪客腠理，而正气不泄，邪正相干，在于皮肤故痒"。本案例为绝经后肾气渐乏，天癸竭，阴精耗伤，阴虚生风化燥，加之湿热浸淫，证属本虚标实，治宜补肾益阴，兼以清利。初诊湿热证凸显，故易黄汤加苦参、白鲜皮、地肤子以清热利湿止带。苦参性善下行，善除下焦湿热；白鲜皮入脾胃，除湿热；地肤子"疗妇人诸经客热，清利胎热，湿热带下"。另加淡竹叶淡渗利水，通利小便。苦参、白鲜皮、地肤子、淡竹叶皆除湿，通过利尿，给湿热之邪以出路。二诊时，湿热证已除大半，以腰骶酸困为主要不适。本着"治病必求于本"的原则，故加大易黄汤中炒山药、炒芡实剂量，以增强补肾之力，故效着。

医案二：宫颈高危型人乳头瘤病毒感染；带下病

王某，女，45岁。2021年7月6日初诊。

【主诉】带下量多3个月。

【现病史】2021年1月初，因宫颈高危型HPV 52阳性，于当地医院行电子阴道镜下宫颈活检＋宫颈管搔刮术，术后病理提示慢性宫颈炎，予阴道纳药重组人干扰素α-2b阴道凝胶治疗3个月。停药3个月后复查，HPV 52仍为阳性。现症见：带下量多，色黄，无外阴瘙痒，神疲，纳佳，寐差，二便调。舌红，苔黄腻，脉细滑。

【月经史】 15岁月经初潮，月经尚规律，周期25天，经期4天，经量少，经色暗红，伴血块，无痛经，末次月经：2021年6月25日。

【婚育史】 已婚。$G_6P_3A_3$。

【妇科检查】

外阴：已婚已产型。

阴道：通畅，分泌物量多，色白，质稠厚，无异味。

宫颈：肥大。

宫体：前位，大小约60mm×40mm，质地中等，无压痛。

附件：双侧附件区未扪及明显异常。

【辅助检查】

①宫颈液基细胞学检查（TCT）：未见恶性细胞和上皮内病变细胞；中度炎症。

②宫颈HPV：高危型HPV 52阳性。

【诊断】

①西医诊断：宫颈高危型人乳头瘤病毒感染。

②中医诊断：带下病（湿热蕴毒证）。

【辨证论治】 房劳多产，冲任虚衰，邪气乘虚而入，湿邪易下客阴户，直中胞宫，下注冲任，引起带下病。湿易郁热，壅而成毒，湿热蕴毒，蕴积于下，故带下量多，色黄；湿热困脾，清阳不升，故神疲；热扰心神，故寐差；舌脉为湿热蕴毒之征。治以扶助正气、解毒除湿。

【处方】抗毒汤加减。

炒山药 15g、炒芡实 15g、白果 9g、黄柏 9g、车前子 15g、黄芪 6g、灵芝 6g、生薏苡仁 15g、土茯苓 15g、木贼草 15g、板蓝根 15g、大青叶 15g、怀牛膝 15g、莪术 15g、酸枣仁 30g、甘草 6g。14 剂，水煎，早晚分服。

【西药】重组人干扰素 α-2b 阴道泡腾片：50 万 IU，阴道纳药，隔日 1 次，共 3 个月。

二诊：2021 年 8 月 20 日。带下减少，神疲稍减，寐差，入睡困难，多梦易醒。舌稍红，苔薄黄，脉细滑。

【辨证论治】诸症缓解，治疗有效，守方继进。寐差，加清心安神之品助眠。

【处方】抗毒汤加减。

炒山药 15g、炒芡实 15g、白果 9g、黄柏 9g、车前子 15g、黄芪 6g、灵芝 6g、生薏苡仁 15g、土茯苓 15g、木贼草 15g、板蓝根 15g、大青叶 15g、怀牛膝 15g、莪术 15g、酸枣仁 30g、甘草 6g、生地黄 12g、百合 20g。14 剂，水煎，早晚分服。

三诊：2021 年 10 月 15 日。带下量少，精神佳，纳好，寐安，二便调。舌质稍红，苔薄黄，脉细滑。

【辨证论治】诸症缓解，但自舌脉可知余邪尚未尽，守方继进以扶助正气、解毒除湿。

【处方】抗毒汤加减。

炒山药 15g、炒芡实 15g、白果 9g、黄柏 9g、车前子 15g、黄芪 6g、灵芝 6g、生薏苡仁 15g、土茯苓 15g、木贼草 15g、板蓝根 15g、大青叶 15g、怀牛膝 15g、莪术 15g、酸枣仁 30g、甘草 6g、生地黄 12g、百合 20g。7 剂，水煎，早晚分服。

嘱患者此诊后，停药 3 个月复查 HPV。

四诊：2022 年 2 月 12 日。带下量少，精神佳，纳好，寐安，二便调。舌质淡红，苔薄白，脉细滑。

【辅助检查】宫颈 HPV：高危型 HPV 52 阴性。

【辨证论治】诸症已除，余无不适，嘱患者注意调护，不适随诊。

1 年后随访，未复发。

医案品析

"带下病者，由劳伤气血，损伤冲脉、任脉，致令其血与秽液相兼而带下也。"本案源于多产体虚而摄生不慎，湿热毒邪聚于子门而发病。治宜扶助正气、解毒除湿，方选抗毒汤，使肾固任带司约、湿除热清毒消。抗毒汤是易黄汤加黄芪、灵芝、板蓝根、大青叶、土茯苓等化裁而成，加强扶正祛邪、解毒除湿功效之后更具优势，既祛除疾病初期的湿、热、毒，又防治机体正气亏虚，脏腑功能失调，达到驱邪护正，防止复发之目的。抗毒汤益气扶正，清热、解毒、除湿，充分发挥着抗病毒、消炎、抑菌、调节免疫等作用，以此来清除 HPV 病毒。

生活调适

《素问·上古天真论》言："法于阴阳，和于术数，饮食有节，起居有常，不妄作劳，故能形与神俱，而尽终天年，度百岁乃去。"故在日常生活中，宜调摄饮食，调节情志，作息规律，劳逸结合，适当锻炼，固护正气，提高机体免疫力；节欲以防耗伤肾精，杜绝不洁房事以御外邪侵袭；定期健康普查，降低宫颈癌的发病风险。

综上，笔者认为，中医药通过调节全身免疫功能和改善宫颈局部微环境，能够有效清除 HPV 病毒并防复发，可以不同程度阻断宫颈上皮细胞的癌前病变，对防治宫颈癌有着重要意义。

清经散

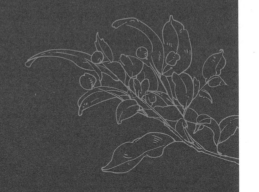

丹皮三钱　地骨皮五钱　白芍三钱，酒炒

大熟地三钱，九蒸　青蒿二钱　白茯苓一钱

黄柏五分，盐水浸炒

【来源：女科上卷——调经——经水先期】

妇人有先期经来者，其经甚多，人以为血热之极也，谁知是肾中水火太旺乎！夫火太旺则血热，水太旺则血多，此有余之病，非不足之症也，似宜不药，有喜。但过于有余则子宫太热，亦难受孕，更恐有烁干男精之虑。过者损之，谓非既济之道乎！然而火不可任其有余，而水断不可使之不足。治之法但少清其热，不必泄其水也。方用清经散。

丹皮三钱　地骨皮五钱　白芍三钱，酒炒　大熟地三钱，九蒸
青蒿二钱　白茯苓一钱　黄柏五分，盐水浸炒

水煎服。二剂而火自平。此方虽是清火之品，然仍是滋水之味，火泄而水不与俱泄，损而益也。

【眉批】妇科调经尤难，盖经调则无病，不调则百病丛生。治法宜详察其病原，细审其不调之故，然后用药，始能见效。此书虽有先期、后期、无定期之分，然须与种子、带下门参看，临症时自有进境。

一、原文浅析

原文论述了月经先期量多的辨证论治及不孕的病机。傅氏认为，月经提前，经血量多非单纯实热证，实为肾中火旺血热证，热扰胞宫冲任，冲任不固，经血妄行，以致月经提前来潮。"多寡者水气之验"，经血量多少辨火热而水亏与否，经血属阴，火热而水不亏则经水多。"男女生育，皆赖肾气作强"，

肾中阴阳平和，阴阳交畅，精血合凝，胚胎结而生育，反之胞宫热盛，不易受物而致不孕，"男子以精为主……阳精溢泻而不竭"，女子火旺反有灼男子肾精则更艰于受孕的可能。

然过者损之的治则并不适宜本证，应以清除肾中余热为主，肾火适宜，阴血如常，而不致血热妄行，阴阳调和，则经水按期而至。所选用的清经散由丹皮、地骨皮、白芍、大熟地、青蒿、白茯苓、黄柏 7 味药组成，全方重在清热凉血，但有养血滋阴之效，使热祛而阴不伤，血安而经自调。

方中地骨皮能退虚热、凉血止血，是治疗骨蒸潮热、血热妄行之要药；牡丹皮既能清热凉血，又能活血散瘀，可治疗血热吐衄、阴虚发热、骨蒸潮热。地骨皮、牡丹皮同用，是退虚热、凉血热的经典药对。白芍和熟地黄配伍，既能滋阴降火，又能补血。青蒿也可退虚热，凉血除蒸。茯苓有利湿的作用，病在下焦，少量使用茯苓，可使病邪自下而出。黄柏苦寒燥湿，既是滋阴降火之要药，又可燥湿。本方中，黄柏既助地骨皮、牡丹皮、青蒿退热，又助茯苓祛湿，是一药二用，但黄柏味苦，用量不宜过大，过大则有伤脾胃之虞，故本方中黄柏仅用五分。全方稍稍清火而水不伤，略略滋肾而水不亢。

傅氏认为，妇科病复杂，尤调经最难，月经调顺则诸病不生，反之则会引致多种疾病，主张临证宜先审因而后施药，方能奏效，强调调经需与种子、带下合参。

二、临证新用

1. 异常子宫出血

―――――――――― 西医 ――――――――――

异常子宫出血（abnormal uterine bleeding，AUB）是妇科常见的症状和体征，是指与正常月经的周期频率、规律性、经期长度、经期出血量中的任何一项不符、源自子宫腔的异常出血。FIGO 将 AUB 病因分为两大类 9 个类型，按英语首字母缩写为"PLAM-COEIN"，其中"PALM"存在结构性改变，可采用影像学技术与（或）组织病理学方法明确诊断；"COEIN"无子宫结构性改变。临床要通过详细询问月经史，确认其特异的出血模式。初诊时全身检查及妇科检查不可或缺，及时发现相关体征，有助于确定出血来源，排除子宫颈、阴道病变，发现子宫结构的异常，结合必要的辅助检查，明确异常子宫出血的病因。根据临床表现的诊断流程明确病因，并针对病因进行相应治疗。异常子宫出血可造成贫血、生殖道感染、不孕、子宫内膜病变等问题，严重影响患者的生活质量和身心健康。

―――――――――― 中医 ――――――――――

异常子宫出血归属于中医学"月经不调"的范畴。月经不调表现为月经周期、经期或经量异常的一类病症，包括月经先期、经期延长、月经过多及崩漏等。其病因包括内因、外因和不内外因；病位在冲任、胞宫；病机为脏腑、气血、冲任失调，胞宫藏泻失常，导致月经周期、经期、经量出现异常。

月经先期指月经周期提前 7 天以上，或 20 天左右一行，连续发生 2 个周期或以上者。又名"经期超前""经行先期""经早""经水不及期"等。

月经过多是指月经量明显增多，多出平常正常经量的一倍以上，或一次行经总量超过 80ml，而周期、经期基本正常，在一定时间内能自然停止，连续 2 个周期或以上者。

经期延长是指月经周期正常，行经时间超过 7 天以上，甚或淋漓半月不止。古文云："经来数十日不止者，血热也""崩漏不止，经乱之甚者也"。崩漏为月经的周期、经期、经量的严重失调，可发生于月经初潮后至绝经期间任何年龄，属于严重的月经病。

古文记载："过于阳则前期而来""过多不止……由火旺也""冲脉太热而血即沸，血崩之为病，正冲脉之太热也"。笔者认为，阳盛则热，热伏冲任，迫血妄行，血溢不守，冲任不固，胞宫失于藏泻之职，可致月经过多、经期延长甚则崩漏。究其因"阳气乘阴则血流散溢，经所谓天暑地热，经水沸溢，故令乍多"，素体阳盛或七情内伤，肝郁化热或过食辛辣动血之品，或外感热邪，"凡血热者……然必察其阴气之虚实。若形色多赤，或紫而浓，或去多，其脉洪滑，其脏气饮食喜冷畏热，皆火之类也"。经血及异常阴道出血的性状、色泽、血量可直接反映本病的虚、实、寒、热，以及在气在血的不同和脏腑所属。经血非时暴下，量多势急，继而淋漓不止，质稠，色鲜红或深红，有臭味，属血热。"治病必求于本"，治宜清热凉血为法。清经散不仅可治疗月经先期，而且对月经过多、经期延长、崩漏等多种妇科疾病同样疗效显著。清经散原方精简效宏，使用时必不得删减一味，可据临床症状加味治疗。临证时，若见经行量多者，加煅龙骨、煅牡蛎、茜草收敛固涩；若见口干者，加女贞子、墨旱莲滋阴。

2. 子宫内膜息肉

———— 西医 ————

子宫内膜息肉属于获得性子宫异常，是由子宫内膜腺体和含有厚壁血管的纤维化子宫内膜间质构成的突出于子宫内膜表面的良性结节，可发生于青春期后的任何年龄，患病率随年龄增加而增高，围绝经期最高。子宫内膜息肉的形成可能与炎症和机械损伤、局部激素环境紊乱、基底层内膜局限性过度生长、细胞增殖凋亡失衡等有关，其发生发展是多因素相互作用的结果。病理为子宫内膜间质增生，伴厚壁血管形成。根据子宫内膜息肉的发生机制及临床病理特征，子宫内膜息肉可分为增生型息肉、功能性子宫内膜息肉、子宫腺肌瘤样息肉、他莫昔芬相关性息肉，以及绝经后子宫内膜息肉。常见症状为异常子宫出血、不孕，也有患者无明显症状。经阴道／直肠超声检查提示子宫内膜增厚，回声欠均匀，或子宫内高回声团。宫腔镜下子宫内膜息肉表现为子宫内膜表面突出赘生物，外表呈现细长的圆锥形或卵圆形，光滑，表面有血管，可单发或多发，大小不一。经阴道超声检查为子宫内膜息肉的首选检查方法。无性生活者可选经直肠超声检查。宫腔镜检查是诊断子宫内膜息肉的"金标准"。宫腔镜经宫颈子宫内膜息肉切除术是治疗子宫内膜息肉的有效方法，但单纯宫腔镜子宫内膜息肉手术后复发率较高，尤其是有生育要求的女性，以及虽无生育要求，但年龄在 45 岁以下，并要求保持正常月经来潮的女性，子宫内膜息肉的切除深度不足，更易导致复发。目前，临床中一般通过口服避孕药和使用左炔诺孕酮宫内缓释系统预防子宫内膜息肉术后复发，但本法不适用于有生育要求的患者，且有部分患者有明显的副作用。

—— 中医 ——

中医古籍中并无"子宫内膜息肉"之病名，据其主要临床表现可归属于中医学"崩漏""月经过多""经期延长""月经先期""癥瘕"等范畴。现代医家认为，本病的核心病机为瘀滞停留胞宫，血不归经，离经之血妄行而成月经先期、月经过多、经期延长，甚至崩漏，血瘀日久化热，迫血妄行，加之子宫内膜息肉电切，热伤血络，故又属热证范畴。笔者认为，治疗子宫内膜息肉或息肉电切术后单用化瘀或清热均有不足，故应清经与化瘀合用。清经散为清热凉血而不伤阴之剂，加墨旱莲、女贞子既防血热伤阴，又有安血室之要，宗壮水制火之意；茜草根入肝经血分，清热化瘀止血，止血中又有祛瘀作用，对血热兼瘀出血证尤宜；益母草苦泄辛行，入血分，使旧血祛而新血生，火热泄而血海宁；蒲黄合五灵脂乃失笑散，是治疗血滞腹痛、产后恶露不下之剂，可活血止血、化瘀止痛，加强清经散原方清热养阴、活血止血之效。

—— 现代临床研究 ——

笔者团队通过"加味清经散干预宫腔镜子宫内膜息肉切除术"临床研究发现：宫腔镜经宫颈子宫内膜息肉切除术后，采用加味清经散进行术后干预，既可预防子宫内膜息肉再次复发，又能保持子宫内膜的完整性和恢复生育功能。

该研究证明，加味清经散可有效预防子宫内膜息肉术后复发，且具有缩短术后出血时间、改善异常子宫出血症状，以及安全指数高、不良反应少等一系列优点。

三、典型医案

医案一：异常子宫出血；月经过多

李某，女，30 岁。2014 年 11 月 7 日初诊。

【主诉】经行量多 1 年。

【现病史】平素体健，月经规律，经量中等，经色红，无明显痛经。近 1 年经量增多，较以往增多 1 倍有余，经色红，周期 25 天，经期 6 天，偶有头晕。末次月经：2014 年 10 月 30 日。现月经周期第 9 天，带下量少，口干欲饮，纳寐好，尿黄，大便利。舌红，苔黄，脉细数。

【婚育史】已婚，$G_2P_1A_1$。

【妇科检查】

外阴：已婚已产型。

阴道：通畅，分泌物量少。

宫颈：光滑。

宫体：后位，正常大小，无压痛。

附件：双侧附件未扪及异常。

【辅助检查】

妇科超声：子宫大小正常，内膜薄，双侧附件未见异常。

【诊断】

①西医诊断：异常子宫出血。

②中医诊断：月经过多（肾火旺血热证）

【辨证论治】月经量多1年，经色红，为肾中火旺水不亏之证。口干欲饮、尿黄为有热之征；舌红，苔黄，脉细数为血热之候，治宜清热凉血固冲。

【处方】清经散加味。

青蒿9g、黄柏9g、生地黄12g、地骨皮15g、茯苓12g、牡丹皮12g、白芍12g、女贞子15g、墨旱莲15g、茜草15g、山药15g、山萸肉12g。14剂，水煎，早晚分服。

二诊：2014年12月1日。末次月经：2014年11月26日，经量稍减。口干欲饮，纳寐好，尿黄，大便利。舌红，苔黄，脉细数。

【辨证论治】经量有所控制但仍多，热证尚在，故在继续清热凉血调经的基础上加用固涩之品煅龙牡。

【处方】清经散加味。

青蒿9g、黄柏9g、生地黄12g、地骨皮15g、茯苓12g、牡丹皮12g、白芍12g、女贞子15g、墨旱莲15g、茜草15g、山药15g、山萸肉12g、煅龙骨30g、煅牡蛎30g。10剂，水煎，早晚分服。

三诊：2015年1月10日。末次月经：2014年12月23日，经量中等。无口干。舌偏红，苔薄，脉细。

【辨证论治】经量复常，舌象仍见热象，系余邪未尽，故继清热凉血为治，使邪去而正安。

【处方】清经散加味。

青蒿9g、黄柏9g、生地黄12g、地骨皮15g、茯苓12g、牡丹皮12g、白芍12g、女贞子15g、墨旱莲15g、茜草15g、山药 15g、山萸肉 12g、煅龙骨 30g、煅牡蛎 30g。7 剂，水煎，早晚分服。

医案品析

"经水来太多者，不问肥瘦皆属热也。"本案例为肾中水火俱旺之证，火旺热伏冲任，迫血妄行致月经过多。治疗"谨守病机""谨察阴阳之所在而调之，以平为期"，强调审因论治，热者清之。清经散为傅青主为"月经先期量多者，为水火俱旺所致"而设，治肾中阳盛血热，经行先期量多者。清经散全方清热凉血，清除肾中余热，调整肾中阴阳，使阴阳平衡；加墨旱莲、女贞子滋肾阴、益冲任；茜草凉血止血；肾为经水之本，故予山药、山萸肉补肾固本；后加煅龙牡固涩冲任。全方清热凉血使"冲气安而血海宁"，终得邪去正安而经调。

医案二：异常子宫出血；崩漏

赵某，女，35 岁。2012 年 8 月 18 日初诊。

【主诉】经期延长伴经行量多 3 月余。

【现病史】平素体健，月经规律，经量中等，经色红，无痛经。近 3 个月，月经周期 30 天，经期延长至 15～20 天，量多于以往经量的 1 倍，经行 1 周后出血减少呈淋漓状。末次月经：2012 年 7 月 23 日。现月经周期第 26 天，阴道无出血，无腰腹不适。口干，纳寐好，二便调。舌红，苔黄，脉细滑。

【婚育史】已婚，G_1P_1。

【妇科检查】

外阴：已婚已产型。

阴道：通畅，分泌物量中等。

宫颈：光滑。

宫体：中位，正常大小，无压痛。

附件：双侧附件未扪及明显异常。

【辅助检查】

妇科超声：子宫大小正常，内膜厚 10mm，双侧附件区未见明显异常回声。

【诊断】

①西医诊断：异常子宫出血。

②中医诊断：崩漏（肾火旺血热证）

【辨证论治】 "经来十日半月不止乃血热妄行也"，月经逾期至半月余，量多1周后淋漓，结合舌脉辨证属肾火旺血热。正值非经期，治宜清热凉血调经。

【处方】 清经散加味。

青蒿 9g、黄柏 9g、生地黄 12g、地骨皮 15g、茯苓 6g、牡丹皮 6g、白芍 12g、女贞子 15g、墨旱莲 15g、茜草 15g、山药 15g、山萸肉 9g。10剂，水煎，早晚分服。

二诊：2012年9月2日。末次月经：2012年8月22日，经量中等，经行10天。现经净2天，口干好转，余无不适。舌红，苔黄，脉细滑。

【辨证论治】 经量如常，经期缩短，口干症减，舌仍有热象，宜继澄源复旧，清热凉血调经。

【处方】 清经散加味。

青蒿 9g、黄柏 9g、生地黄 12g、地骨皮 15g、茯苓 6g、牡丹皮 6g、白芍 12g、女贞子 15g、墨旱莲 15g、茜草 15g、山药 15g、山萸肉 9g。10 剂，水煎，早晚分服。

三诊： 2012 年 9 月 28 日。末次月经：2012 年 9 月 20 日，经量中等，经行 7 天。现经净 2 天，无明显不适。舌稍红，苔薄黄，脉细滑。

【辨证论治】经期、经量正常，舌象仍有热证，系余邪未尽，故继清热凉血调经复旧以巩固疗效。

【处方】清经散加味。

青蒿 9g、黄柏 9g、生地黄 12g、地骨皮 15g、茯苓 6g、牡丹皮 6g、白芍 12g、女贞子 15g、墨旱莲 15g、茜草 15g、山药 15g、山萸肉 9g。7 剂，水煎，早晚分服。

🔲 医案品析

"淋漓不断名为漏，忽然大下谓之崩"，本案属育龄期崩漏，值血止后宜澄源固本，遵循"有火者求其脏而培之、养之"。清经散为清热凉血而不伤水之剂，方中牡丹皮凉血清热，泻血分伏火；地骨皮、黄柏泻肾火；青蒿清阴分之热；生地黄凉血养阴；白芍益阴敛肝；茯苓行水泄热，又兼宁心；加山药、山萸肉健脾补肾以防寒凉伤脾胃，补肾以正本清源；茜草凉血祛瘀通经，用于热证出血，止血而不留瘀；加二至丸（女贞子、墨旱莲）滋阴益肾，加强热祛而阴不伤之优势。全方清除肾中余热，调整肾中阴阳，使阴阳平衡，月经如常。

病案三：异常子宫出血；子宫内膜息肉可能；月经先期

廖某，女，22岁。2023年5月14日初诊。

【主诉】月经提前1年余。

【现病史】13岁月经初潮，平素规律，周期25～30天，经期5～6天。1年前，无明显诱因出现月经提前5～7天不等，经量中等，经色红，无痛经。PMP：2023年4月15日。LMP：2023年5月5日。现月经周期第10天，无腹痛，无阴道出血，无腰酸。口干欲饮，纳好，寐欠安，尿黄，大便调。舌红，苔黄，脉细滑。

【婚育史】未婚，无性生活史。

【肛诊】

外阴：未婚型。

宫体：前位，大小5cm×4cm，质地中等，活动度佳，无压痛。

附件：双侧附件未扪及明显异常。

【辅助检查】

①性激素（月经周期第3天查）：未见明显异常。

②甲状腺功能：未见明显异常。

③盆腔经肛门超声：子宫大小正常，内膜厚8.4mm，宫腔内可见6mm×5mm的高回声区，双侧附件区未见明显异常回声。

【诊断】

①西医诊断：异常子宫出血；子宫内膜息肉可能。

②中医诊断：月经先期（肾火旺热结证）

【辨证论治】"阳气乘阴则血流散溢……而在月前",患者经早、经色红、口干欲饮,结合舌脉辨证属肾火旺血热,热结宫内积久成癥而见"高回声"。治宜益肾清热,凉血散结调经。

【处方】清经散加味。

青蒿 9g、黄柏 9g、生地黄 12g、地骨皮 15g、茯苓 15g、牡丹皮 12g、白芍 15g、女贞子 15g、墨旱莲 15g、蒲黄 9g、五灵脂 15g、茜草 15g、玄参 15g、浙贝母 15g。10 剂,水煎,早晚分服。

二诊:2023 年 6 月 7 日。末次月经:2023 年 5 月 26 日,经量中,经色红,无腹痛。现月经周期第 13 天,口干,寐不安,二便调。舌偏红,苔黄,脉细滑。

【辨证论治】月经周期延长至 22 天。口干,舌偏红,苔黄为热未解之征,寐不安为热扰心神之候,故继清肾火,并加清心安神之品。

【处方】清经散加味。

青蒿 9g、黄柏 9g、生地黄 12g、地骨皮 15g、茯苓 15g、牡丹皮 12g、白芍 15g、女贞子 15g、墨旱莲 15g、蒲黄 9g、五灵脂 15g、茜草 15g、玄参 15g、浙贝母 15g、百合 15g。10 剂,水煎,早晚分服。

三诊:2023 年 7 月 11 日。末次月经:2023 年 6 月 20 日,经量中,经色红,无腹痛。现月经周期第 22 天,口稍干,寐安,二便调。舌偏红,苔薄白,脉细滑。

【辨证论治】月经周期延长至 26 天。口干,舌偏红为热邪未尽,故继清肾火,散热结。

【处方】清经散加味。

青蒿 9g、黄柏 9g、生地黄 12g、地骨皮 15g、茯苓 15g、牡丹皮 12g、白芍 15g、女贞子 15g、墨旱莲 15g、蒲黄 9g、五灵脂 15g、茜草 15g、玄参 15g、浙贝母 15g、百合 15g。10 剂，水煎，早晚分服。

四诊：2023 年 7 月 26 日。末次月经：2023 年 7 月 17 日，经量中，经色红，无腹痛。现经净 5 天，口稍干，寐安，二便调。舌淡红，苔薄白，脉细滑。

【辅助检查】

盆腔经肛门超声：子宫大小正常；内膜厚 5.4mm，回声欠均匀；双侧附件区未见明显异常回声。

【辨证论治】周期正常，癥积已消，经已调顺。唯口干为热之候，宜继清火散结巩固疗效。

【处方】清经散加味。

青蒿 9g、黄柏 9g、生地黄 12g、地骨皮 15g、茯苓 15g、牡丹皮 12g、白芍 15g、女贞子 15g、墨旱莲 15g、蒲黄 9g、五灵脂 15g、茜草 15g、玄参 15g、浙贝母 15g、百合 15g。10 剂，水煎，早晚分服。

@ 医案品析

本案"先期有火"，证属肾热，热与气血相结，胞宫气血瘀阻，积久成癥，热扰冲任，冲任不固加之瘀血内阻，血不归经故经早。"月水是经络之余，若冷热调和，则冲任脉气盛，太阳少阴所生之血宣流"。治宜清肾火，散热结，方选清经散加味。清经散清经宁血，加二至、九平补肝肾，补阴而不滋腻，且凉血止血；蒲黄甘缓不峻，性平无寒热之偏，既能止血，又能活血，五灵脂苦咸甘温，攻擅通利血脉，二者相须为用，取失笑散之意化瘀散结；益母草善祛瘀生新调经；茜草凉血化瘀止血；浙贝母、玄参软坚散结；百合"安心，定胆，益志（《日华子本草》）"，全方热清结散血安而后经调。

子宫内膜息肉作为一种常见的妇科良性疾病，仍存在一定的恶变风险，其诊疗具有比较清晰的脉络和方向，经阴道盆腔超声是子宫内膜息肉的首选影像学检查方法。本案患者盆腔超声示宫内高回声，考虑子宫内膜息肉可能，且其为有症状的子宫内膜息肉，宜手术切除，并不适合期待疗法。笔者充分考虑患者无性生活史、无恶变危险因素，以及患者的自身要求，遵循了个体化原则，予中医辨证治疗获得良效。

两地汤

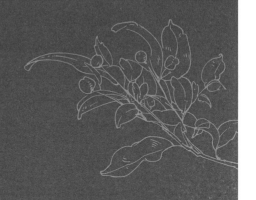

大生地一两，酒炒　元参一两　白芍药五钱，酒炒

麦冬肉五钱　地骨皮三钱　阿胶三钱

「来源：女科上卷——调经——经水先期」

　　又有先期经来只一、二点者，人以为血热之极也，谁知肾中火旺而阴水亏乎！夫同是先期之来，何以分虚实之异？盖妇人之经最难调，苟不分别细微，用药鲜克有效。先期者火气之冲，多寡者水气之验，故先期而来多者，火热而水有余也；先期而来少者，火热而水不足也。倘一见先期之来，俱以为有余之热，但泄火而不补水，或水火两泄之，有不更增其病者乎！治之法不必泄火，只专补水，水既足而火自消矣，亦既济之道也。方用两地汤。

　　大生地一两，酒炒　元参一两　白芍药五钱，酒炒　麦冬肉五钱地骨皮三钱　阿胶三钱

　　水煎服。四剂而经调矣。此方之用地骨、生地黄，能清骨中之热。骨中之热，由于肾经之热，清其骨髓，则肾气自清，而又不损伤胃气，此治之巧也。况所用诸药，又纯是补水之味，水盛而火自平理也。此条与上条参观，断无误治先期之病矣。

一、原文浅析

　　原文阐明了月经先期量少的病机和辨证论治。傅氏认为，月经先期量少为肾火旺而肾水亏，非单纯火旺证。其主张在辨证时应详细审查经不调之由，才能效如桴鼓。月经先期而来为火气冲盛所致，水气多寡则指肾水、肾阴盈亏。先期而来多

者，乃热有余而肾水不亏之实热证；先期而来少者，为肾火旺肾水亏之虚热证，故肾水不足肾火旺者，可见月经先期而经来量少。

在调经遣方用药时，"不必泻火，只专补水"。如但见月经先期，俱认为火热，予泄热不补阴或清热泄水，则会加重病情，故肾阴虚火旺者宜补肾滋阴，无需加清热药物，选用两地汤治疗。两地汤由生地黄、地骨皮、玄参、麦冬、白芍、阿胶六味药物组成。方中，生地黄、地骨皮为君药。生地黄滋补肾阴，《神农本草经百种录》载其"专于补血，血补则阴气得和"；地骨皮除骨蒸潮热；玄参、麦冬、生地黄取增液汤之意，滋阴以降火热之邪；阿胶益气，补虚，滋阴；白芍养血养阴，柔肝安脾，缓急止痛。纵观全方，重在滋阴壮水，涵"壮水之主，以制阳光"之意，水足则火自平，阴复而阳自秘，则经行如期。

二、临证新用

遵循中医异病同治原则，两地汤在临床中可用于异常子宫出血（AUB）、围绝经期综合征、产后便秘、晚期产后出血等疾病的治疗。

1. 异常子宫出血（AUB）

—— 西医 ——

异常子宫出血是指来源于子宫腔内的不同于正常月经的异常出血，分为器质性和非器质性两类，共九种类型，其中

AUB-O 最常见，分为无排卵性和排卵性两大类。AUB-O 诊断需结合病史、体格检查、辅助检查，排除导致 AUB 的其他病因。AUB-O 以雌孕激素止血、调经为主要治疗方法。无排卵性 AUB 临床表现为月经周期频率、规律性、经期、经量改变，严重者可引起大出血和重度贫血；排卵性 AUB 多表现为经间期出血，尚有临床可辨认的月经周期。

———— 中医 ————

排卵障碍性异常子宫出血可归属于中医学"月经病"的范畴，常见经间期出血、月经先期、月经过少等。

经间期出血是指两次月经中间，发生周期性阴道少量出血者，出血时间较短，常伴下腹部轻微疼痛。月经先期属于周期异常为主的月经病，可伴月经过少或月经过多。月经过少是指月经量明显减少，少于平常正常月经量的 1/2，或一次行经总量不足 30ml，或行经持续时间仅 1 ～ 2 天，甚至点滴即净，连续 2 个周期或以上者。

"先期而至，虽曰有火，若虚而挟火，则所重在虚，当以养营安血为主"。临证时应详查细微，先审火气之冲与否，再辨水气之多寡，不可一见先期而来，俱以为有余之热。经间期出血多发生在氤氲之时，系肾阴不足，虚火内生，氤氲之时，阳气内动，引动热邪，迫血妄行所致。如果反复出血，出血量多，可发展成崩漏，故应积极治疗。"经水涩少，为虚为涩"，凡月经量少，色鲜红，质稠，腰骶酸软，头晕耳鸣，手足心热属阴液亏虚、肾阴亏乏者，当虚者补之，宜补肾滋阴，调理冲任，方选两地汤，该方只专补水，不必泄火。

2. 围绝经期综合征

围绝经期综合征是指妇女绝经前后出现性激素波动或减少所致的一系列躯体及精神心理症状。绝经分为自然绝经和人工绝经。自然绝经指卵巢内卵泡生理性耗竭所致的绝经；人工绝经指两侧卵巢经手术切除或接受放射治疗所致的绝经。本病发病率高，有的甚至会反复出现达 5 ~ 10 年之久。近期表现主要为月经紊乱、血管舒缩功能不稳定，以及神经精神症状，如烦躁、睡眠障碍、抑郁、烘热汗出、心悸等症；远期可表现为泌尿生殖道功能异常，骨质疏松及心血管系统疾病等。根据病史及临床表现可以诊断，卵巢功能评价有助于确诊。治疗目标为缓解近期症状，早期发现和有效预防骨质疏松症、动脉硬化等老年性疾病。临床主要采用雌孕激素补充治疗，但需要注意的是，激素治疗有导致乳腺癌及血栓的风险。

围绝经期综合征中医古籍并无此病名，其症状相当于"脏躁""百合病"，可归属于中医妇科学"经断前后诸证"的范畴。本病以肾虚为本，临证关键在于辨清阴阳属性，常见肾阴虚、肾阳虚、肾阴阳两虚。肾虚为致病之本，亦可涉及他脏而发病。女子七七，任脉虚，太冲脉衰少，天癸竭，故月经紊乱，甚则停闭；肾阴亏虚，阴不维阳，虚阳外越，故烘热汗出；寐时阳乘阴分，热迫津液外泄，致令盗汗；水火不济，心火亢盛，则见五心烦躁，失眠多梦；肾阴亏虚，不能上濡脑窍则头晕耳鸣，外府失于濡养则腰膝酸软；治宜补肾阴为主，可

两地汤

选用两地汤加味治疗。临证时，加酸枣仁、百合交通心肾，宁心安神。临床中，部分患者症状会持续长达 5～10 年之久，故笔者认为临证应重剂起沉疴，不可见效减药。间断服用 3 个月之后，诸症全消，再无复发之忧念。同时，应注重心理疏导，提高患者的心理承受能力，使之平稳渡过围绝经期。

3. 产后便秘

—— 西医 ——

产后便秘指产后饮食如常，大便数日不解或大便时干燥疼痛者，为产后常见症状。多由于产后过多卧床，活动减少，腹肌及盆底肌肉松弛，肠蠕动减弱，导致大便秘结。治疗的难点在于盆底结构重建，促进产后康复。产后应多食蔬菜及含纤维多的食物，尽早下床活动。治疗方面可用开塞露塞肛，口服缓泻剂，或肥皂水灌肠。

—— 中医 ——

产后便秘中医学称"产后大便难""产后大便秘涩"。产后阴血不足，产时用力汗出，失血过多，则津液亏损，肠道失于濡润，可致大便艰涩；或素体气虚，产时失血耗气，脾肺之气益虚，大肠传送无力，致大便不解或难解。临证重在辨在气、在血。根据产后多虚的病理状态，灵活使用《傅青主女科》两地汤与《伤寒论》麻子仁丸随症加减治疗产后不解大便阴虚津亏证效果显著。两地汤既清骨中之热，又不损伤胃气，增液行舟；麻子仁丸润肠通便缓下。在用药治疗的同时，嘱患者调整生活方式，养成良好排便习惯，利于产后疾病康复。

4. 晚期产后出血

西医

晚期产后出血是指分娩 24 小时后，产妇在产褥期内发生的子宫出血。一般多发病于产后 1 ～ 2 周，亦有产后 6 周发病者。临床以少量或中等量阴道出血，持续或间断，或突然大量出血为特征。产后出血的诊断不难作出，诊断的重点与难点在于寻找出血原因并据因施治，迅速止血。临证需将引起产后出血的 4 大原因——子宫收缩乏力、胎盘因素、软产道损伤及凝血机制障碍，进行详细鉴别。西医治疗主要为止血、抗感染，纠正贫血，清除宫内残留物。保守治疗无效时，及时手术治疗。

中医

晚期产后出血可归属于中医学"产后恶露不绝""产后血崩"的范畴。病机为冲任不固，胞宫气血运行失常。虚、热、瘀为本病基本病理特征。临证重在根据恶露量、色、质、气味的变化，并结合脉症，辨其虚实。素体阴虚，复因产时伤血，阴液更亏，阴虚内热，热扰冲任，迫血下行，导致恶露不净；或因产留瘀，胞衣、胎膜残留为瘀，瘀阻冲任，新血难安，不得归经，以致恶露不净。产后恶露不绝肾阴亏虚兼血瘀证，以两地汤合二至丸加味治疗效果显著。产后多虚多瘀，应本着"勿拘于产后，亦勿忘于产后"的原则，补虚防滞邪，化瘀不伤正。生活调摄方面，应调畅情志，适当穿衣，勿过汗伤阴，汗出当风，变生他病。

两地汤

三、典型医案

医案一：异常子宫出血；月经先期

李某，女，35 岁。2020 年 1 月 7 日初诊。

【主诉】月经提前 9 月余。

【现病史】13 岁月经初潮，周期 15 ~ 20 天，经期 5 ~ 6 天，经量少，经色红，伴腰膝酸软。平素月经规律，9 个月前，无明显诱因月经提前来潮，经量较以往减少约 1/3，经色红，伴腰膝酸软。末次月经：2019 年 12 月 30 日。现月经周期第 8 天，带下量少，二便调。裂纹舌，少苔，脉细数。

【婚育史】已婚。G2P1A1。

【妇科检查】

外阴：已婚已产型。

阴道：通畅，分泌物量少。

宫颈：光滑。

宫体：后位，正常大小，无压痛。

附件：双侧附件未扪及异常。

【辅助检查】

妇科超声：子宫大小正常，内膜厚 3.5mm，双侧附件区未见明显异常回声。

【诊断】

①西医诊断：异常子宫出血。

②中医诊断：月经先期（肾阴亏虚证）。

【辨证论治】肾阴、肾水亏虚，肾虚火旺，虚热内生，热伏冲任，血海不宁，迫血妄行，出现月经先期、经量少。腰酸膝软，带下量少，裂纹舌，少苔，脉细数均属肾阴亏虚之征。治宜补肾滋阴，调理冲任。

【处方】两地汤加味。

生地黄 12g、地骨皮 15g、白芍 15g、玄参 15g、阿胶 6g、麦冬 15g、女贞子 15g、墨旱莲 15g、川断 15g。10 剂，水煎，早晚分服。

二诊：2020 年 1 月 19 日。月经周期第 21 天，腰酸膝软较前好转，带下量适中。裂纹舌，少苔，脉细数。

【辨证论治】仍有轻微腰酸膝软，裂纹舌，少苔，脉细数，辨证仍属肾阴亏虚，继滋阴补肾调经之法为治。

【处方】两地汤加味。

生地黄 12g、地骨皮 15g、白芍 15g、玄参 15g、阿胶 6g、麦冬 15g、女贞子 15g、墨旱莲 15g、川断 15g。7 剂，水煎，早晚分服。

三诊：2020 年 3 月 8 日。月经来潮两次，末次前月经 2020 年 1 月 24 日，末次月经：2020 年 2 月 21 日，经量较前增多，轻微腰酸。舌红，少苔，脉细数。

【辨证论治】月经周期已渐趋正常，肾阴渐复，经量、带下均已有改善，膝软好转。舌红，少苔，脉细，辨证仍为肾阴亏虚，宜滋阴增液补肾巩固疗效。

【处方】两地汤。

生地黄 12g、地骨皮 15g、白芍 15g、玄参 15g、阿胶 6g、麦冬 15g。10 剂，水煎，早晚分服。

後随访 3 个月，月经基本正常。

医案品析

本案患者为月经先期肾阴亏虚证。先期而来量少者，火热而水不足，为肾中火旺而阴水亏虚。阴虚内热，所重在虚，当滋肾养阴、调理冲任以安血室。首诊及二诊时，选两地汤合二至丸加减疗之。两地汤滋阴补肾；二至丸补肾滋阴，调经止血；川断补肝肾，强腰膝，偏于补肾阳，为阳中求阴之法。全方滋阴补肾，调理冲任，方证相符，壮水之主以制阳光。阴平阳秘，经调效著。三诊时，肾阴渐复，周期调，经量复，故以两地汤轻滋肾阴，巩固疗效。

医案二：异常子宫出血；经间期出血

孙某，女，45 岁。2021 年 5 月 12 日初诊。

【主诉】经间期出血 3 个月，阴道出血 3 天。

【现病史】12 岁月经初潮，周期 28 ～ 32 天，经期 5 ～ 6 天，经量少，色红。3 个月前，无明显诱因出现两次月经中间少量出血，未予重视。末次月经：2020 年 4 月 29 日。现月经周期第 14 天，阴道少量出血 3 天，色红，质黏稠，伴腰膝酸软，耳鸣，心烦。纳寐好，二便调。舌红，少苔，脉细数。

【婚育史】已婚。$G_1P_1A_0$。

【妇科检查】

外阴：已婚已产型。

阴道：通畅，可见少量血性分泌物。

宫颈：光滑。

宫体：前位，正常大小，无压痛。

附件：双侧附件未扪及异常。

【辅助检查】

妇科超声：子宫大小正常，内膜厚9mm，右卵巢内可见20mm×15mm囊性回声区（黄体？）。

【诊断】

①西医诊断：异常子宫出血。

②中医诊断：经间期出血（肾阴亏虚证）。

【辨证论治】肾阴亏虚，虚热内生，热伏冲任，血海不宁，的候之时，转化不利，迫血妄行，出现经间期少量出血，色红，质黏稠。肾阴虚，腰府失于滋养，故腰酸；脑窍失养，故耳鸣。心烦，舌红，少苔，脉细数，均属肾阴亏虚，虚热内生之象。治宜补肾养阴，调经止血。

【处方】两地汤合二至丸加味。

生地黄12g、地骨皮15g、白芍15g、玄参15g、阿胶6g、麦冬15g、女贞子15g、墨旱莲15g、荆芥穗炭6g。7剂，水煎，早晚分服。

二诊：2021年6月13日。末次月经：2021年5月29日。现月经周期第15天，阴道少量出血2天，出血量较上月减少，色红，质黏稠。腰酸好转，仍心烦。纳寐好，二便调。舌红，少苔，脉细数。

【辨证论治】症状好转，但经间期仍有少量出血。出血色红质稠，腰酸，心烦，舌红，少苔，脉细数，仍为肾阴虚内热证，继续补肾滋阴，调经止血。

【处方】两地汤合二至丸加味。

生地黄 12g、地骨皮 15g、白芍 15g、玄参 15g、阿胶 6g、麦冬 15g、女贞子 15g、墨旱莲 15g、荆芥穗炭 6g。7 剂，水煎，早晚分服。

三诊： 2021 年 7 月 18 日。末次月经：2021 年 6 月 28 日。月经周期第 20 天，经间期阴道无出血，腰轻微酸软，心烦。纳寐好，二便调。舌红，苔薄白，脉细。

【辨证论治】经间期未再出血。腰轻微酸软，心烦，舌红，苔薄白，脉细，辨证仍为肾阴虚内热证。肾阴、肾水仍亏，而肾火旺好转，继补肾滋阴调经巩固治疗，以防复发。

【处方】两地汤。

生地黄 12g、地骨皮 15g、白芍 15g、玄参 15g、阿胶 6g、麦冬 15g。7 剂，水煎，早晚分服。

之后间断使用三诊方治疗 3 个月。

1 年后随访，经间期未再出血。

回 医案品析

本案为经间期出血肾阴亏虚证。经间期枢机不利，阴阳转化失常，肾阴不足，阴虚内热，热伏冲任，氤氲之时，引动热邪，热迫血行，遂致经间期出血。治宜补肾养阴，调经止血，首诊、二诊时予两地汤合二至丸加减。方中两地汤滋肾壮水，使阴液不亏，虚热得消，二至丸补肾滋阴，墨旱莲具凉血止血之功，两方合用滋阴清热止血；芥穗炭收敛止血。诸药相合，补肾阴，清虚热，调经止血。药证相符而愈。三诊时，经间期出血止，肾阴、肾水得复，肾火不旺，继续两地汤原方补肾滋阴巩固治疗。后间断服用3个月，防止复发。

医案三：围绝经期综合征；闭经；经断前后诸证

张某，女，48岁。2022年8月24日初诊。

【主诉】 停经7个月，伴烘热汗出。

【现病史】 12岁月经初潮，平素月经周期28～30天，经期5～7天，经量少，经色红。1年前，出现月经后期伴经量少，未予以重视。7个月前，出现月经停闭，伴烘热汗出，时轻时重。末次月经：2022年1月20日。现停经7个月，盗汗，烘热汗出，五心烦躁，腰膝酸软，无腹痛，纳尚好，失眠多梦，二便调。舌红，少苔，脉细数。

【婚育史】 已婚。$G_3P_1A_2$。

【妇科检查】

外阴：已婚已产型。

阴道：通畅，分泌物量少。

宫颈：光滑。

宫体：前位，正常大小，无压痛。

附件：双侧附件未扪及异常。

【辅助检查】

妇科超声：子宫大小正常，内膜厚3mm，双侧附件区未见明显异常回声。

两地汤

【诊断】

①西医诊断：围绝经期综合征。

②中医诊断：闭经；经断前后诸证（肾阴亏虚证）。

【辨证论治】女子七七之年，任脉虚，太冲脉衰少，天癸竭，故月经停闭。肾阴亏虚，虚热内生，热迫津外泄，烘热汗出，夜眠时阳气入里不能敛阴，则盗汗；水火不济，心火亢盛，则五心烦躁，失眠多梦；肾精亏虚，外府失于濡养，故腰膝酸软；舌红，少苔，脉细数均属肾阴亏虚，虚热内生之象。治宜滋阴清热，泻火安神。

【处方】两地汤加味。

生地黄 12g、地骨皮 15g、白芍 15g、玄参 15g、阿胶 6g、麦冬 15g、山萸肉 20g、浮小麦 6g、五味子 9g、煅龙骨 30g、煅牡蛎 30g、龟甲 15g、钩藤 15g、酸枣仁 30g、百合 30g、黄连 3g。7 剂，水煎，早晚分服。

二诊：2022 年 9 月 3 日。烘热汗出明显好转，睡眠明显改善，仍腰酸，纳好，五心烦热，二便调。舌红，少苔，脉细数。

【辨证论治】烘热汗出症减，腰酸、五心烦热为肾阴虚之候。舌红，少苔，脉细数为阴虚内热之征。继滋阴清热为治。

【处方】两地汤加味。

生地黄 12g、地骨皮 15g、白芍 15g、玄参 15g、阿胶 6g、麦冬 15g、山萸肉 20g、浮小麦 6g、五味子 9g、煅龙骨 30g、煅牡蛎 30g、龟甲 15g、钩藤 15g、酸枣仁 30g、百合 30g、黄连 3g。7 剂，水煎，早晚分服。

三诊：2022 年 9 月 15 日。烘热汗出好转，再无寤寐难眠之困扰。轻微心烦，腰膝酸软，纳好，二便调。舌红，少苔，脉细数。

【辨证论治】诸症虽减，但仍属肾阴亏虚，虚热内生之证，治宜继续补肾滋阴清热。

【处方】两地汤加味。

生地黄 12g、地骨皮 15g、白芍 15g、玄参 15g、阿胶 6g、麦冬 15g、山萸肉 20g、浮小麦 6g、五味子 9g、煅龙骨 30g、煅牡蛎 30g、龟甲 15g、钩藤 15g、酸枣仁 30g、百合 30g、黄连 3g。7 剂，水煎，早晚分服。

后间断以首诊方治疗 3 个月，诸症全消。

医案品析

本案为经断前后诸证之肾阴亏虚证。源于经、孕、产、乳数伤于血，适值年逾七七，天癸竭，肾阴、肾水不足，内生虚热。治宜滋阴清热，泻火安神。首诊、二诊时，选用两地汤加味。两地汤滋阴壮水，补肾养阴；山萸肉补肝肾，滋阴泻火，交通心肾，收敛固涩；浮小麦、五味子收敛固汗；龟甲滋阴，益肾，健骨；煅龙牡重镇安神，敛汗；钩藤、酸枣仁、百合宁心安神；黄连泻心火除烦。全方使肾阴得补，虚火得消，汗液得敛，心神得安，则诸症得愈。三诊时，汗证明显好转，虽再无窹寐难眠之困扰，但断不可减去止汗、安神之品，仍需继续巩固疗效。

医案四：产后便秘；产后大便难

李某，女，36岁。2022年7月8日初诊。

【主诉】产后大便秘结1个月。

【现病史】2022年6月8日顺产一男婴。产程较长，产后不解大便，5～6日一行，解时艰涩，大便坚结，伴五心烦热，颧红咽干，汗多，纳寐差，失眠多梦。舌红，少苔，脉细数。

【既往史】既往无便秘史。

【月经史】12岁月经初潮，周期28～30天，经期5～7天，经量少，经色红。末次月经：2021年9月2日。

【婚育史】已婚。$G_2P_1A_1$。

【辅助检查】

妇科超声：子宫及双侧附件区未见明显异常回声。

【诊断】

①西医诊断：产后便秘。

②中医诊断：产后大便难（阴虚津亏）。

【辨证论治】产时用力汗出，失血伤津；产后阴血不足，汗多复伤津液。阴虚津亏，肠道失于濡润，大便艰涩，数日不解，大便坚结；五心烦热，颧红咽干，均为阴虚火旺之象；寐差，失眠多梦为水火不济；肾火上济于心，心神失养。舌红，少苔，脉细数，均属阴虚津亏之征。治宜滋阴润燥，增液行舟。

【处方】两地汤合麻子仁丸加减。

生地黄12g、地骨皮15g、白芍15g、玄参15g、阿胶6g、麦冬15g、麻子仁15g、枳实12g、厚朴6g、杏仁6g。5剂，水煎，早晚分服。

二诊： 2022 年 7 月 15 日。睡眠明显改善，大便 2～3 日一行，解时艰涩，便干。舌红，少苔，脉细数。

【辨证论治】大便较前改善，治疗有效，守方继进。

【处方】两地汤合麻子仁丸加减。

生地黄 12g、地骨皮 15g、白芍 15g、玄参 15g、阿胶 6g、麦冬 15g、麻子仁 15g、枳实 12g、厚朴 6g、杏仁 6g。5 剂，水煎，早晚分服。

嘱患者调节饮食，增强营养及粗纤维食物摄入，养成良好的排便习惯。

后随访，再未出现便秘。

🔲 **医案品析**

　　本案为产后大便难之阴虚津亏证。产后多虚，患者新产后阴血不足，本就肠道失濡，加之产时大汗伤津，失血复伤津液，阴血津液大亏，肠道干燥失于濡润，无力行舟，排便时艰涩难解。治宜滋阴润燥，增液行舟，选用两地汤合麻子仁丸疗之。方中生地黄、玄参、麦冬滋阴润燥，增液行舟；地骨皮清虚热，除骨蒸；白芍、阿胶养血滋阴；麻子仁、杏仁润肠通便；枳实、厚朴行气除满，通便。全方共达滋阴增液，润肠通便之功。服药 10 剂之后，阴液得补，便秘得消。

医案五：晚期产后出血；产后恶露不绝

杨某，女，29 岁。2021 年 7 月 10 日初诊。

【主诉】产后阴道出血 20 天。

【现病史】2021 年 6 月 20 日顺产一男婴，产程较长，奶粉喂养。产后恶露持续 20 天，量不多，色紫暗，质地中等。腹痛，腰膝酸软，咽干口燥，五心烦热，纳眠差，二便调。舌红，少苔，有瘀点，脉细数。

【既往史】既往体健。

【月经史】13 岁月经初潮，周期 28～30 天，经期 6～7 天，经量少，经色红。末次月经：2020 年 9 月 14 日。

【婚育史】已婚。$G_1P_1A_0$。

【辅助检查】

妇科超声：子宫大小约 75mm×50mm；内膜厚约 7mm，回声不均匀；双侧附件区未见明显异常回声。

【诊断】

①西医诊断：晚期产后出血。

②中医诊断：产后恶露不绝（肾阴亏虚兼血瘀证）。

【辨证论治】产时、产后失血伤及津液，阴液亏虚，故恶露不止；津血同源，肾阴更亏，腰府失养，则腰膝酸软；恶露量少为肾水不足之故；咽干口燥，五心烦热，舌红少苔，脉细数属阴虚津亏之征；腹痛，阴道出血色紫暗，舌边有瘀点为瘀血阻滞之象。辨为肾阴亏虚兼血瘀证，治当补肾滋阴，化瘀调冲止血。

【处方】两地汤合二至丸加减。

生地黄 12g、地骨皮 15g、炒白芍 15g、玄参 15g、阿胶 6g、麦冬 15g、女贞子 12g、墨旱莲 12g、龟甲 10g、益母草 30g、牡丹皮 15g。5 剂，水煎，早晚分服。

二诊：2021 年 7 月 16 日。服药 2 日后，阴道出血增多，色紫暗，有血块排出。昨日开始，偶有血性分泌物，腹痛好转，腰膝酸软好转。心烦。舌红，少苔，有瘀点，脉细数。

【辅助检查】

妇科超声：子宫大小约 65mm × 48mm；内膜厚约 3.5mm，回声均匀。

【辨证论治】产后多虚、多瘀，服药后，血块排出，胞宫得以清理。恶露量减，腹痛、腰酸好转，治疗有效，守方继进。

【处方】两地汤合二至丸加减。

生地黄 12g、地骨皮 15g、炒白芍 15g、玄参 15g、阿胶 6g、麦冬 15g、女贞子 12g、墨旱莲 12g、龟甲 10g、益母草 30g、牡丹皮 15g。5 剂，水煎，早晚分服。

三诊：2021 年 7 月 25 日。产后 35 天，阴道无出血，无腹痛。腰膝仍有酸软不适，口干，心烦。舌红少苔，脉细数。

【辨证论治】药后阴道血止，考虑瘀血已排出，子宫复旧良好。腰膝仍有酸软不适，口干，心烦，舌红少苔，脉细数，提示肾阴亏虚尚存，当继续补肾滋阴，调理冲任。

【处方】两地汤。

生地黄 12g、地骨皮 15g、炒白芍 15g、玄参 15g、阿胶 6g、麦冬 15g。7 剂，水煎，早晚分服。

嘱患者调饮食，畅情志，劳逸适度。

后随访，诸症悉除，余无不适。

医案品析

　　本案为产后恶露不绝之肾阴亏虚兼血瘀证。产后亡血伤津，肾阴亏虚，阴虚生内热，热迫血行，加之瘀血阻滞胞宫，新血不能归经，当补肾滋阴，化瘀调冲止血。首诊、二诊时用两地汤合二至丸加龟甲、益母草、牡丹皮疗之。两地汤补肾滋阴增液，使阴液不亏，虚热得消；二至丸补肾滋阴，调经凉血止血。两方合用，滋肾阴，清虚热，止血。再加龟甲益肾滋阴，固经止血；妇科圣药益母草活血调经，清理胞宫；牡丹皮凉血，活血，化瘀。诸药相合，共达滋肾阴，清虚热，活血祛瘀，调冲止血之功。二诊时已明显收效。三诊时，瘀去新生，药后血止，胞宫复旧良好，然产后多虚，肾阴仍亏，故当继以补肾滋阴，调理冲任巩固治疗，选用两地汤原方，以防祛瘀伤正，化瘀伤血之弊。

调肝汤

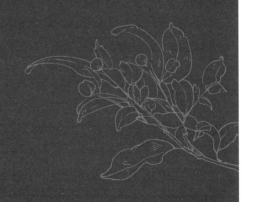

山药五钱，炒　阿胶三钱，白面炒　当归三钱，酒洗

白芍三钱，酒炒　山萸肉三钱，蒸熟

巴戟一钱，盐水浸　甘草一钱

【来源：女科上卷——调经——行经后少腹疼痛】

妇人有少腹疼于行经之后者，人以为气血之虚也，谁知是肾气之涸乎！夫经水者，乃天一之真水也，满则溢而虚则闭，亦其常耳，何以虚能作疼哉？盖肾水一虚则水不能生木；而肝木必克脾土，木土相争，则气必逆，故尔作疼。治法必须以舒肝气为主，而益之以补肾之味，则水足而肝气益安，肝气安而逆气自顺，又何疼痛之有哉！方用调肝汤：

山药五钱，炒　阿胶三钱，白面炒　当归三钱，酒洗　白芍三钱，酒炒　山萸肉三钱，蒸熟　巴戟一钱，盐水浸　甘草一钱

水煎服。此方平调肝气，既能转逆气，又善止郁疼。经后之症，以此方调理最佳，不特治经后腹疼之症也。

【眉批】经前经后腹痛二方极妙，不可加减，若有别症，亦宜此方为主，另加药味治之。原方不可减去一味。

一、原文浅析

原文论述了妇人行经后出现少腹疼痛的病机及治疗。经后少腹疼痛，乃肝肾亏损之虚证所致。傅氏认为，经水为天癸之水，肾藏精，肝肾同源。肝肾藏精血而司冲任，精血充沛，则冲任得养，而经行正常；精血不足，则经行量少、色淡，甚至闭经。盖少腹乃冲任胞脉所居之处，经后阴血不足，冲任亏虚，水不涵木，肝气逆乘而侮脾土，如是则气失和顺，气机郁逆，"不通则痛"；加之经后血海空虚，"不荣则痛"，继而导致

少腹疼痛。

经后少腹疼痛的治疗以补肾调肝、填精养血为主，肾精充足则能濡肝木；阴血滋润则肝柔，郁逆之气得顺，肝气调达，肝肾得养则冲任自调，气血调和，经行如常，则腹痛亦止。

调肝汤由山药、阿胶、当归、白芍、山萸肉、巴戟天、甘草七味药物组成，功在补肾柔肝。方中山药、阿胶滋肾精而养冲任；当归、白芍补肝血而舒肝气；山萸肉填补肝肾之精血，收涩之中兼具条畅之性，故可流通血脉；巴戟天辛甘微温而温补肾元，水中补火，使滋养精血之品滋而不滞，"少火生气"，实乃填精上法，李时珍谓其有"补血海"之功，由此亦见其妙用；甘草和中缓痛。综观全方，酸甘化阴，辛以润燥，肝肾得滋，则精血充沛，肾气实，肝气舒，脾气和，而腹痛自安。

傅氏强调调肝汤补肾调肝，既能疏肝郁，兼能止痛，不局限于经后腹痛，凡是经后症均可用此方调理。

二、临证新用

1. 盆腔炎性疾病后遗症

------ 西医 ------

盆腔炎性疾病后遗症，既往称之为"慢性盆腔炎"，是盆腔炎性疾病的遗留病变。多由盆腔炎性疾病未被及时控制或致病菌未被彻底清除演变而来，会导致盆腔局部组织破坏、广泛

粘连、增生及瘢痕形成，进而形成输卵管卵巢肿块、输卵管积水、输卵管卵巢囊肿及盆腔结缔组织病变等。盆腔炎性疾病后遗症，既往称之为"慢性盆腔炎"，是盆腔炎性疾病的遗留病变，发生率达25%，发病率呈逐年上升趋势。其病理改变为盆腔局部组织破坏、广泛粘连、增生及瘢痕形成，进而形成输卵管卵巢肿块、输卵管积水、输卵管卵巢囊肿及盆腔结缔组织病变等。常见慢性盆腔痛、不孕、异位妊娠、盆腔炎反复发作等。临床需根据不同情况选择治疗方案，如慢性盆腔痛采用对症止痛、物理治疗等；盆腔炎反复发作者，在抗菌药物治疗基础上选择手术；不孕患者需助孕或辅助生殖；异位妊娠多采取保守或手术治疗。本病临床表现复杂多样，且病程长、病情易反复，严重者可影响生活质量及身心健康。

———— 中医 ————

盆腔炎性疾病后遗症根据其临床特点可归属于中医学"带下病""妇人腹痛""癥瘕"等范畴。盆腔炎性疾病后遗症期多属余邪未尽，正气未复，气血阻滞，肝肾亏虚，多缠绵日久难愈。究其原因有二：

第一，《妇人大全良方》言"女子以血为本"，强调女性以血为本，以气为用，气血调和，脏腑协调，冲任充盈，则百病难生。女性多次经孕产乳，重伤气血。"邪之所凑，其气必虚"，邪气乘危，蕴结胞宫、冲任，致气血失调，"不通则痛"；久病及肾，肾虚邪恋，气虚血滞，故"不荣则痛"。

第二，责之于脏腑经脉功能失调。朱丹溪在《格致余论·相火论》中指出："相火见于人者，寄于肝肾二部，肝属木而肾属水也。"肝肾同居下焦，在位置上相邻，在功能上相互为用。相火于肝，助肝调理气机，升发少阳之气；相火之于肾，郑钦安谓之真火，统下焦关窍精血，交通心肾。阴为体，阳为用，相火的气化更离不开肝肾之阴的扶助，若肝肾阴血亏虚，则相火易亢盛。若肾中精气虚弱，局部防御功能下降，经水来潮之时，易外邪内侵，导致疾病复发。肝为肾之子，肾虚则肝血不足；肝郁而乘脾，阻碍气机，出现"不通则痛"，气滞则血行不畅成瘀，日久亦伤正，周而复始，气血失调，辗转反复。因此，补益肝肾是预防病情反复或迁延难愈的关键，"治肝必及肾，益肾须疏肝"。

脏腑经脉既虚，治疗须从扶正着手，补肾益精，养血柔肝，调气止痛。调肝汤不仅可治疗经后腹痛，而且对肝肾不足、经脉失养所致的多种妇科疾病疗效显著，尤其是对于盆腔炎性疾病后遗症经后腹痛者，以调肝汤为基础方治疗，常可得到较好的临床反馈。调肝汤原方精简效宏，使用时不宜删减，可据证候加味。临证时，若腹痛伴憋胀不适，加延胡索、枳壳疏肝理气止痛；若月经量少，甚或闭经、不孕，小腹刺痛，加桃仁、红花、丹参、蒲黄、五灵脂化瘀通络，加牛膝引药下行以达病所；若妇科检查时可扪及附件增粗、增厚者，加三棱、莪术化瘀消癥；若见输卵管积水或有囊性包块，加皂角刺、泽兰、茯苓、车前子利水消癥；若脾胃虚弱，服药后便溏，则当归需减量，另加炒白术健脾止泻；若白带量多、色黄质稠，则合用四妙散清利湿热；若患病日久，气虚倦怠，加黄芪、党参益气扶正；若腰膝酸软，加续断、杜仲补肾强腰膝。

2. 子宫腺肌瘤

———————— 西医 ————————

子宫腺肌瘤是一种常见的妇科肿瘤，是子宫内膜在子宫肌层中局限生长形成结节或包块所致，属于子宫腺肌症的一种表现。子宫腺肌症是临床常见妇科疾病，多发于育龄期女性，临床表现为月经过多、渐进性痛经、不孕等，严重影响患者生活质量。临床多依据患者的病史、临床症状、体征，以及相关的辅助检查来进行诊断。

目前，对本病尚缺乏特效的治疗方法。子宫腺肌瘤存在难治愈、易复发的特点，需要根据患者的症状、年龄和生育意愿来选择治疗方式，目前多为药物保守治疗或手术治疗。药物保守治疗可以使用促性腺激素释放激素类似物、非甾体抗炎药、避孕药等，主要是通过抑制卵巢功能，降低内膜异位病灶的活性，减少粘连形成，进而阻止疾病发展，但治疗周期长，存在一定的副作用，且停药后易复发；对于有生育需求的年轻患者，可以做病灶切除术，但无法彻底根治，有一定的复发风险；对症状严重、无受孕需求或药物疗效不理想者，宜选择全子宫切除术。

———————— 中医 ————————

子宫腺肌瘤为异位内膜周期性出血所致，根据临床表现可归属于中医学"痛经""癥瘕"等范畴。《灵枢·水胀》记载："石瘕生于胞中，寒气客于子门，子门闭塞，气不得通，恶血当泻不泻，衃以留止，日以益大，状如怀子，月事不以时下，皆生于女子"，提示本病源于邪客胞宫，气血失于调和，经血不循常道，溢于脉外，"离经之血"瘀滞留结于下腹，阻于冲任、胞宫、胞脉、胞络，不通则痛而为痛经，瘀久则成癥。故而笔者认为，血瘀为子宫腺肌瘤病机核心，久病及肾，终成肾虚血瘀证，治疗应祛瘀和补肾合用，方选调肝汤加味以补益肝肾、理气活血。临证时，若出现下腹部刺痛，则加大血藤、忍冬藤活血通络；菝葜解毒散瘀；片姜黄、延胡索活血理气止痛。

三、典型医案

医案一：盆腔炎性疾病后遗症；妇人腹痛

王某，女，38岁。2022年6月18日初诊。

【主诉】左下腹间断疼痛2年余，加重1周。

【现病史】2年前，无明显诱因出现下腹疼痛，当地医院诊断为"盆腔炎性疾病"，予抗生素治疗后好转。近两年，仍时有小腹疼痛，以左下腹为主，伴下坠不适，白带量多，色黄质稠，偶有异味，经净及劳累后加重，外阴无瘙痒不适，于当地医院多次诊治，疗效不佳。近1周，左下腹刺痛加重，有下坠感，带下量多，身乏倦怠，偶有口干、口苦，纳佳，眠浅，小便正常，大便干。舌质红，有瘀斑，苔黄，脉沉。

【既往史】既往体健，否认手术及外伤史。

【月经史】14岁月经初潮，月经规律，周期28～32天，经期5天，经量适中，经色红，有血块，经行小腹坠胀不适。末次月经：2022年5月30日。

【婚育史】已婚，G₁P₁。

【妇科检查】

外阴：已婚已产式。

阴道：通畅，分泌物量多，色黄，质稠，无异味。

宫颈：光滑，正常大小。

子宫：前位，大小约 60mm×40mm，轻压痛。

附件：左侧附件区可扪及条索状增厚，轻压痛；右侧附件区未扪及明显异常。

【辅助检查】

①妇科超声：子宫及双侧附件区未见明显异常回声。

②白带常规：清洁度Ⅲ度，余未见明显异常。

【诊断】

①西医诊断：盆腔炎性疾病后遗症。

②中医诊断：妇人腹痛（湿热内结，气滞血瘀证）。

【辨证论治】湿热侵袭胞宫、冲任，与气血相结，不通则痛，故腹痛；白带量多，色黄质稠，偶有异味，结合舌脉，辨证属湿热内结、气滞血瘀，治宜清热利湿，行气化瘀。

【处方】盆腔炎Ⅲ号方。

苍术 15g、黄柏 9g、牛膝 15g、薏苡仁 15g、忍冬藤 15g、蒲公英 15g、柴胡 9g、赤芍 12g、枳壳 15g、川楝子 15g、延胡索 15g、蒲黄 9g、五灵脂 10g、大血藤 15g、甘草 3g。10 剂，水煎，早晚分服。

二诊：2022 年 8 月 5 日。服药后，近期已无腹痛等不适，白带量减少。前几日劳累后，又出现经净后腹部隐痛，伴腰酸软，神疲乏力，纳佳，眠差多梦。二便正常。舌质淡暗，苔薄白，脉沉细。

【辅助检查】

生殖道支原体检查、衣原体检查，以及宫颈液基细胞学检查（TCT）、宫颈 HPV 检查：均未见明显异常。

【辨证论治】服药后，近期已无腹痛等不适，白带量减少，考虑湿热邪已祛。劳累后出现经净腹部隐痛，伴腰部酸痛，结合舌质淡暗，脉沉细，辨证属肾虚血瘀证，治以补肾益精、通络止痛。

【处方】调肝汤加味。

山药 15g、阿胶 10g、当归 12g、白芍 10g、山萸肉 12g、巴戟天 10g、大血藤 15g、莪术 10g、菝葜 12g、续断 12g、酸枣仁 15g、甘草 6g。14 剂，水煎，早晚分服。

三诊：2022 年 8 月 20 日。服药后，腹痛明显缓解，偶有隐痛。腰酸、疲乏均明显缓解，纳佳，睡眠好转，二便正常。舌质淡，苔薄白，脉沉细。

【辨证论治】腹痛明显减轻，但偶有隐痛，结合脉沉细，考虑仍有肾虚血瘀，继用调肝汤加味补肾益精、通络止痛。

【处方】调肝汤加味。

山药 15g、阿胶 10g、当归 12g、白芍 10g、山萸肉 12g、巴戟天 10g、大血藤 15g、莪术 10g、菝葜 12g、续断 12g、酸枣仁 15g、甘草 6g。14 剂，水煎，早晚分服。

四诊：2022 年 9 月 6 日。末次月经：2022 年 8 月 29 日，5 天净。现经净 3 天，无下腹疼痛，仅偶有腰部酸痛、乏力、疲惫好转，纳眠佳，二便正常。舌质淡，苔薄白，脉沉。

【妇科检查】

外阴：已婚已产型。

阴道：通畅，分泌物量中，色白。

宫颈：光滑，正常大小。

子宫：前位，大小约 60mm×40mm，质地中等，无压痛。

附件：双侧附件区未扪及明显异常。

【辨证论治】腹痛已止，治疗有效，偶有腰部酸痛，脉象沉，守方继进，巩固疗效。

【处方】调肝汤加味。

山药 15g、阿胶 10g、当归 12g、白芍 10g、山萸肉 12g、巴戟天 10g、大血藤 15g、莪术 10g、菝葜 12g、续断 12g、酸枣仁 15g、甘草 6g。7 剂，水煎，早晚分服。

后随诊，腹痛未再复发。

回 医案品析

《景岳全书》云："虚邪之至，害必归阴，五脏所伤，穷必及肾"。盆腔炎性疾病反复发作，迁延不愈，病久及肾。初诊时四诊合参，证属湿热瘀结，治宜清热祛湿，活血止痛，方选盆腔炎Ⅲ号方以清湿热、调气血。方中用四妙散清利湿热止带；四逆散疏肝理气解郁；再加川楝子、延胡索、蒲黄、五灵脂行气散瘀止痛；忍冬藤、大血藤清热解毒通络。诸药合用，湿热得清，气血得调，"通则不痛"。

二诊时，值经净后下腹部隐痛，伴腰部酸痛，神疲乏力。考虑患者已反复下腹痛 2 年，迁延不愈，久病必虚，傅氏言"盖肾水一虚，则水不能生木，而肝必克脾土，木土相争，则气必逆，故尔作疼"，肾精不足，水不涵木，肝气亢盛，横犯脾土，肝旺脾虚，无力化生气血，经后血海虚乏，冲任、胞宫失养，不荣则痛，从而引起少腹疼痛，故用调肝汤加味补肾益精、养血柔肝、调气止痛。久病入络，故加大血藤通络，莪术消积止痛，菝葜解毒散瘀。腰部酸痛，加续断补肾强腰膝。眠差，加酸枣仁养血安神助眠。全方在柔肝顺气为主的基础上，配以补肾之品，行生精化血之力，并通络止痛，使冲任气血得以通调，则腹痛渐除。

医案二：子宫腺肌瘤；痛经；癥瘕

屈某，女，32 岁。2023 年 9 月 9 日初诊。

【主诉】经行腹痛 5 年余，加重 1 年。

【现病史】5 年前，无明显诱因出现剧烈经行腹痛，就诊于当地医院，行相关检查后被诊断为子宫腺肌瘤，未规律治疗。近 1 年，自觉痛经进行性加重，行经时需服用"布洛芬"等止痛药物缓解痛经。现月经周期第 5 天，自觉下腹部刺痛明显，伴腰部酸痛，服"布洛芬"后未见明显好转。无恶心、呕吐，纳眠佳，二便调。舌质淡暗，有瘀斑，苔薄白，脉弦细。

【既往史】既往体健，否认外伤史。

【月经史】14 岁月经初潮，平素月经规律，周期 28 ～ 30 天，经期 8 ～ 10 天，经量适中，经色红，伴有血块，经行小腹疼痛不适。末次月经：2023 年 9 月 5 日。

【婚育史】已婚，G2P1A1。2017 年曾行剖宫产手术。

【妇科检查】

外阴：已婚已产型。

阴道：通畅，内有少量血液。

宫颈：光滑，正常大小。

子宫：前位，大小约 70mm×60mcm，宫底可触及一直径约 2cm 的触痛结节。

附件：双侧附件区未扪及明显异常。

【辅助检查】

妇科超声：子宫后位，大小约 75mm×63mm×52mm；内膜厚约 10mm，肌层回声不均匀；子宫后底部可探及大小约 27mm×23mm 的不均质区，CDFI 可见条状血流信号；双侧附件区未见明显异常回声。超声提示：子宫后底部不均质区（子宫腺肌瘤可能）。

【诊断】

①西医诊断：子宫腺肌瘤。

②中医诊断：痛经、癥瘕（肝肾亏损，气滞血瘀证）。

【辨证论治】痛经进行性加重，伴腰部酸痛，结合舌脉，考虑系肾精不足，肝肾精血亏虚，冲任不盛，气血运行不畅所致。属肝肾亏损、气滞血瘀证，治以补益肝肾，行气化瘀。

【处方】调肝汤加减。

阿胶 9g、巴戟天 15g、山萸肉 20g、山药 15g、丹参 20g、白芍 20g、大血藤 20g、忍冬藤 20g、菝葜 20g、延胡索 20g、片姜黄 20g。7 剂，水煎，早晚分服。

二诊：2023 年 9 月 22 日。现经净 11 天，腹痛较前缓解，偶有下腹部刺痛不适，伴腰部酸痛，神疲乏力。纳眠佳，二便调。舌质淡暗，苔薄白，脉弦。

【辨证论治】腹痛缓解，但仍有下腹部刺痛，为瘀血内阻之征；腰为肾之府，腰部酸痛为肾虚之候，结合舌脉，仍属肝肾亏损、气滞血瘀证，故继以补益肝肾，行气化瘀，并加固肾之品加强疗效。

【处方】调肝汤加减。

阿胶 9g、巴戟天 15g、山萸肉 20g、山药 15g、丹参 20g、白芍 20g、大血藤 20g、忍冬藤 20g、菝葜 20g、延胡索 20g、片姜黄 20g、续断 15g。10 剂，水煎，早晚分服。

三诊：2023 年 10 月 12 日。末次月经：2023 年 10 月 2 日，经量中等，7 天净，行经时腹痛较前明显缓解，腰酸、疲乏均明显好转。纳眠佳，二便调。舌质淡，苔薄白，脉弦细。

【辨证论治】经行腹痛明显减轻，治疗有效，守方继续补肝肾，益精血。

【处方】调肝汤加减。

阿胶 9g、巴戟天 15g、山萸肉 20g、山药 15g、丹参 20g、白芍 20g、大血藤 20g、忍冬藤 20g、菝葜 20g、延胡索 20g、片姜黄 20g、续断 15g。14 剂，水煎，早晚分服。

四诊：2023 年 11 月 17 日。末次月经：2023 年 10 月 30 日，经量中等，无明显痛经，仅偶有腰部酸痛。纳眠佳，二便调。舌质淡，苔薄白，脉沉。

【妇科检查】

外阴：已婚已产式。

阴道：通畅，可见少量白色分泌物，无异味。

宫颈：光滑，正常大小。

子宫：前位，大小约 70mm×50mm，质地中等，无压痛。

附件：双侧附件区未扪及明显异常。

【辅助检查】

妇科超声：子宫后位，大小约71mm×50mm×43mm，形态规则，切面回声不均匀，宫颈前后唇均未见明显异常血流信号；内膜厚约7mm；左卵巢内可见大小约20mm×15mm的囊性回声区；直肠窝液暗深约17mm。超声提示：左卵巢内囊性回声区（黄体？）；盆腔积液。

【辨证分析】诸症已明显缓解，癥块消失，方证相符，疗效彰显，继以补肾祛瘀、散结止痛，巩固疗效。

【处方】调肝汤加减。

阿胶9g、巴戟天15g、山萸肉20g、山药15g、丹参20g、白芍20g、大血藤20g、忍冬藤20g、菝葜20g、延胡索20g、片姜黄20g、续断15g。10剂，水煎，早晚分服。

医案品析

本案为"离经之血"所致，其既是病理产物，同时又是致病因素。瘀血留滞胞宫，胞宫气血运行不畅，不通则痛，日久成癥；久病必虚，腹痛迁延日久，累及肝肾，辨证属气滞血瘀、肝肾亏损之证，故选用调肝汤加减补益肝肾、理气活血。初诊时正值经期，下腹部刺痛明显，故加大血藤、忍冬藤活血通络；菝葜解毒散瘀；片姜黄、延胡索活血理气止痛。诸药合用，因势利导，通络祛瘀止痛。二诊时，腹痛好转，仍有腰部酸痛，伴神疲乏力，故加固肾强腰膝之品以扶助正气。三诊时症状显著缓解，四诊时癥块消失，治疗效果显著。

顺经汤

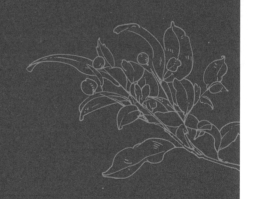

当归五钱，酒洗　　大熟地五钱，九蒸

白芍二钱，酒炒　　丹皮五钱　　白茯苓三钱

沙参三钱　　黑芥穗三钱

【来源：女科上卷——调经——经前腹疼吐血】

　　妇人有经未行之前一二日忽然腹痛而吐血，人以为火热之极也，谁知是肝气之逆乎！夫肝之性最急，宜顺而不宜逆，顺则气安，逆则气动；血随气为行止，气安则血安，气动则血动，亦勿怪其然也。或谓经逆在肾不在肝，何以随血妄行，竟至从口上出也，是肝不藏血之故乎？抑肾不纳气而然乎？殊不知少阴之火急如奔马，得肝火直冲而上，其势最捷，反经而为血，亦至便也，正不必肝不藏血，始成吐血之症，但此等吐血与各经之吐血有不同者。盖各经之吐血，由内伤而成，经逆而吐血，乃内溢而激之使然也，其症有绝异，而其气逆则一也。治法似宜平肝以顺气，而不必益精以补肾矣。虽然，经逆而吐血，虽不大损夫血，而反复颠倒，未免太伤肾气，必须于补肾之中，用顺气之法始为得当。方用顺经汤：

　　当归五钱，酒洗　大熟地五钱，九蒸　白芍二钱，酒炒　丹皮五钱　白茯苓三钱　沙参三钱　黑芥穗三钱

　　水煎服。一剂而吐血止，二剂而经顺，十剂不再发。此方于补肾调经之中，而用引血归经之品，是和血之法，实寓顺气之法也。肝不逆而肾气自顺，肾气既顺，又何经逆之有哉！

　　【眉批】妇人年壮吐血，注注有之，不可作劳症治。若认为劳症，必至肝气愈逆，非劳反成劳矣。方加茜草一钱，怀牛膝八分尤妙。

一、原文浅析

原文论述了经前腹痛吐血的病机和证治。经前吐血为肝气逆而上行，血随气动，上逆而出；腹痛乃肝气不舒拘急所致。肝为刚脏，内寄相火，体阴而用阳，主升主动，非纯刚所能折，顺则安，逆则动。气为血之帅，气安则血宁，气动则血行，经前气血变化急骤，冲气挟肝气上逆，血随气逆。肾寓元阴元阳，肾阴不足，相火妄动，少阴之火得肝火直冲而上，灼伤血络，而成经逆。且经水上逆引起的吐血反复发作，亦会伤肾，故经前吐血实为肾中相火得肝气上逆而成，为阴虚火旺证，而非单纯火热内盛，亦非肾不纳气及肝不藏血之故。故本病的病机关键在肝气上逆，本为肾阴虚，为本虚标实。故本病治宜平肝顺气，益精补肾，滋水涵木使肝气平顺，方用顺经汤。

顺经汤为四物汤去川芎养血，加沙参润肺，养血平肝；茯苓健脾宁心，交通心肾；牡丹皮清热凉血；黑芥穗引血归经。全方药物仅7味，合而用之，使肝气得降，肾气自顺；阴液足而虚火清，肾气既顺，逆经自愈，肺燥除则吐衄自止。

二、临证新用

肺部子宫内膜异位症

———— 西医 ————

子宫内膜异位症为临床常见的妇科疾病，是由有活性的子宫内膜在子宫腔以外的其他部位生长引起的一种疾病，可侵犯单个或多个器官。肺部子宫内膜异位症临床较少见，大多数学者认为是由经血中的子宫内膜通过输卵管逆行进入腹腔，种植到腹膜表面，循腹膜液的运动模式，植入膈表面或通过先天性或后天性膈内开窗经腹膜－经膈迁移至胸膜腔到达肺。另有研究表明，在盆腔手术或分娩过程中，子宫内膜通过血行或淋巴侵入肺间质。肺部子宫内膜异位症通常表现为月经期咯血，多发生在月经来潮时，咯血随月经停止而停止，可伴有慢性咳嗽、经期气胸、经期血胸、反复发作的低热，也可表现为无任何症状的肺部结节或空洞。根据患者的临床表现，以及月经期、月经后影像学（肺部 CT）检查的变化，临床诊断符合肺部子宫内膜异位症，但最终确诊仍需配合手术切除病灶后行病理学检查。治疗包括药物治疗、手术治疗，根据患者的临床症状、严重程度和需要选择最合适的治疗方法。首选的药物治疗是促性腺激素释放激素类似物（GnRh 类似物），旨在抑制垂体－性腺轴，目的是抑制卵巢分泌雌孕激素，致血中雌激素水平降低，形成假绝经状态，从而抑制病变生长。这些药物的缺点是不良反应发生率高（如体重增加、骨质疏松、抑制排卵等），症状短时间缓解但病灶清除不彻底，此外，长期治疗费用高，长期复发率高，甚至影响妊娠。手术治疗创伤大，容易复发，患者对其接受度低。

———— 中医 ————

肺部子宫内膜异位症根据临床表现可归属于中医学"经行吐衄"的范畴。经行吐衄指每值经前或经期出现有规律的吐血或衄血，多数患者伴有月经量减少，甚或经闭不行，中医学因其倒经上行，故又称之为"逆经""倒经"，正如《医宗金鉴·妇科心法要诀》曰："经期吐血或衄血，上溢妄行曰逆经"。《叶天士女科》云："经不往下行，而从口鼻中出，名曰逆经"。《女科经纶》引叶以潜之说："有月经上行口鼻者，是火载血上行，气之乱也。"笔者认为，经行吐衄不仅与人体脏腑生理功能相关，且受女性固有的生理特性影响。女性以肝为先天，足厥阴肝经上过巅顶，冲脉附于肝，与胞宫、冲任二脉息息相关。肝具刚柔曲直之性，按五行学说，肝与脾相克，肝用过强，则横逆克土致脾不统血而发为吐血；若情志不遂，久郁化火，肝火上逆循经蒸灼或上冲犯肺，脉络受损，可发咳衄；肝肾同居下焦，乙癸同源，相互依赖，若素体阴虚或久病之后，或房劳过度耗伤肾阴，肝肾阴虚则水不涵木，虚火内生，上炎鼻窍可发鼻衄。总之，对经行吐衄病机的认识，可从"逆"字着眼，治疗上当从"和"字着手，由于患者发病原因不同，体质强弱不等，证候表现亦殊，所以在治疗时当谨守病机，深究病因，而后确立相应的治法，择用恰当方药，以达到治愈之目的。

药物治疗方面本着"逆者平之"的原则，以平肝顺气，益精补肾、引血下行为主。在顺经汤原方基础上辨证加减，若有头晕耳鸣，手足心热，颧红，潮热，可酌加麦冬、玄参、墨旱莲养阴止血；肝火盛者，加龙胆草；肺热者，加黄芩、白茅根；出血多者，加小蓟炭、茜草炭；若吐衄较重，减当归，加生地黄、藕节、侧柏叶；烦热较重，加地骨皮、鳖甲、知母；口干苔黄，大便干者，加熟大黄、瓜蒌清热泻火；小腹绞痛，脉弦大者，加益母草、延胡索、川楝子活血止痛；心慌、寐不

顺经汤

安者，加五味子、百合、炒酸枣仁、柏子仁安神定志；舌红脉细，阴亏者，加生地黄、地骨皮滋阴清热。注意切不可用苦寒攻伐之品，当以养肝调肝为宜。

三、典型医案

医案一：肺部子宫内膜异位症可能；经行吐衄

周某，女，28 岁。2020 年 4 月 26 日初诊。

【主诉】月经期咳血 1 年余。

【现病史】1 年前，无明显诱因出现月经期咳血，色鲜红，每天 3 ～ 4 次，持续 4 ～ 7 天，月经量较既往减少 1/3，伴经前乳房胀痛、小腹坠胀不适。现月经周期第 16 天，自感疲乏，头晕耳鸣，心烦失眠，手足心热，咽干口渴，大便干燥。平素嗜食辛辣。舌红少津，少苔，脉细数。

【月经史】平素月经规律，周期 25 ～ 30 天，经期 7 天，经量中等，经色暗红，有血块。末次月经：2020 年 4 月 11 日。

【婚育史】已婚，$G_2P_1A_1$。2018 年剖宫产 1 次。

【妇科检查】

外阴：已婚已产式。

阴道：通畅，分泌物量中等，色白，质地中等，无异味。

宫颈：光滑，肥大。

宫体：前位，大小约 50mm×40mm，质地中等，活动度佳，无压痛。

附件：双侧附件未扪及明显异常。

【耳鼻喉科检查】鼻腔未见明显新生物，鼻中隔不偏曲，中隔黏膜渗血，色鲜红，筛窦、上颌窦未见明显异常。

【辅助检查】

①妇科超声：子宫及双附件区未见明显异常回声。

②咽喉镜：慢性咽喉炎。

③凝血功能检查、血常规检查：均未见明显异常。

④肺部CT：双肺、心、膈肌均未见明显异常。

【诊断】

①西医诊断：肺部子宫内膜异位症可能。

②中医诊断：经行吐衄（阴虚肺燥证）。

【辨证论治】平素嗜食辛辣，燥热伤津，值经行血下，阴血愈亏，虚火上炎，损伤肺络，血上溢为逆经；阴虚血少，故经量减少，色鲜红；阴虚内热，故心烦失眠，手足心热；灼肺伤津，故咽干口渴，大便干燥。舌红少津，脉细数，为阴虚内热之象。治宜滋阴润肺，引血下行。

【处方】顺经汤加味。

当归15g、熟地黄15g、白芍10g、牡丹皮15g、茯苓10g、沙参10g、荆芥穗10g、麦冬10g、玄参10g、墨旱莲15g、牛膝15g、柴胡9g。10剂，水煎，早晚分服。

二诊：2020年5月20日。末次月经：2020年5月12日，经量中等，仅经行第2天咳血2次，血量较前明显减少，仅于纸巾上散见点滴血迹。现经净3天，失眠多梦，大便不成形。舌红少津，少苔，脉细数。

【辨证论治】咳血缓解，失眠多梦，大便不成形，考虑系滋腻之品碍脾，脾虚心神失养，脾虚失运，故更健脾为治以培土生金，肺脾双补。

【处方】归脾汤加减。

炒白术 15g、太子参 10g、黄芪 18g、当归 10g、白芍 15g、茯苓 15g、制远志 6g、酸枣仁 15g、炙甘草 6g、生姜 6g、大枣 10g、木香 10g、焦栀子 10g、淡豆豉 10g。14 剂，水煎，早晚分服。

三诊：2020 年 6 月 5 日。月经周期第 24 天，失眠、心烦症状好转，仍急躁，口干，尿黄，乳房胀痛，大便硬。舌红，苔薄白，脉弦滑。

【辨证论治】正值经前期，冲任气血偏盛，心肝气火偏旺，故见急躁，乳房胀痛，口干，尿黄等肝火旺症状。治宜滋阴润肺，平肝顺气，引血下行，另加凉血止血之品。

【处方】顺经汤加味。

当归 15g、熟地黄 15g、白芍 10g、牡丹皮 15g、茯苓 10g、沙参 10g、荆芥穗 10g、麦冬 10g、玄参 10g、墨旱莲 15g、牛膝 15g、柴胡 9g、黄芩 10g、白茅根 15g。7 剂，水煎，早晚分服。

四诊：2020 年 6 月 25 日。本次月经期未再咳血，经血量较前增多，余无不适症状。

【辨证论治】诸症已除，停药观察，不适随诊。

后随访，未再复发。

📖 **医案品析**

本案属阴虚肺燥之逆经。"凡饮食滋味，以养于生，食之有妨，反能为害"，患者嗜食辛辣，为阳盛之体，辛先入肺，经行阴血下注冲任，阴虚甚，阴虚肺燥，灼伤肺络。治宜滋阴润肺，引血下行，方选顺经汤滋肾阴，另加麦冬、玄参、墨旱莲养阴清虚热，柴胡舒肝，川牛膝引血下行。诸药合用，使阴液足而虚火清，肺燥除而吐衄自止。二诊时咯血量减少，经量增多，但失眠多梦、心烦不安、大便溏等脾虚症显。《世医得效方》中言："归脾汤治思虑伤脾，心多健忘，为脾不能统摄心血，以致妄行，或吐血、下血"，故更方为归脾汤。方中太子参、黄芪、白术、甘草补气健脾；当归补血养心；酸枣仁、茯苓、远志宁心安神；更以木香理气醒脾，以防补益滞碍脾胃；加焦栀子、淡豆豉，取栀子豉汤之义，通过调畅气机，宣发心下郁热以达到治疗之目的。三诊时，脾气已健运，继予顺经汤加味滋阴润肺，引血下行，另加白茅根、黄芩清热凉血止血。方证相符，故能病愈。

医案二：肺部子宫内膜异位症可能；经行吐衄

王某，女，39 岁。2019 年 10 月 9 日初诊。

【主诉】经前、经期鼻衄 1 年余。

【现病史】1 年前，无明显诱因出现经前、经期鼻衄，血量少，色鲜红，经净后衄血自止。现值经前，鼻出血，色鲜红，伴微咳、胸胁、乳房胀满，烦躁口干，纳尚好，夜寐多梦，小便调，大便偏干。舌红，苔薄黄，脉弦滑。

【月经史】13 岁初潮，月经规律，经期 3～5 天，周期 30 天，量不多，色暗红，有血块，伴腰酸。末次月经：2019 年 9 月 20 日。

【婚育史】已婚，$G_3P_2A_1$。分别于 2004 年、2011 年顺产。

【妇科检查】

外阴：已婚已产型。

阴道：通畅。

宫颈：光滑。

宫体：后位，正常大小，活动度佳，无压痛。

附件：双侧附件未扪及异常。

【辅助检查】

①鼻镜检查：未见异常。

②妇科超声：子宫及双侧附件区未见明显异常回声。

【诊断】

①西医诊断：肺部子宫内膜异位症可能。

②中医诊断：经行吐衄（阴虚火旺证）。

【辨证论治】肺肾阴虚，肝火旺盛，肝气逆上，血随气逆而成逆经；肝气郁结见胸胁乳房胀满、烦躁；阴血亏虚，热灼津伤，故见口干；舌红，苔黄，脉弦是肝经郁火之象。值经前期，治以滋阴润肺，清肝降逆，引血下行。

【处方】顺经汤加味。

当归15g、熟地黄15g、生地黄15g、沙参9g、白芍12g、茯苓9g、牡丹皮15g、黑芥穗9g、茜草9g、枇杷叶9g、钩藤15g、川牛膝9g、酸枣仁30g。10剂，水煎，早晚分服。

二诊：2019年10月21日。末次月经：2019年10月20日。现经行第2天，经量中等，衄血如前，睡眠好转，二便调。舌红，苔薄黄，脉弦滑。

【辨证论治】经量虽增，但衄血不减，结合舌脉系肺肝火旺，故宜加强清肝泻火之力。

【处方】顺经汤加味。

当归 15g、熟地黄 15g、生地黄 15g、沙参 9g、白芍 12g、茯苓 9g、牡丹皮 15g、黑芥穗 9g、茜草 9g、枇杷叶 9g、钩藤 15g、川牛膝 9g、酸枣仁 30g、黄芩 9g、香附 9g、小蓟 6g。5 剂，水煎，早晚分服。

三诊：2019 年 10 月 27 日。现经净 3 天。舌淡红，苔薄白，脉细滑。

【辨证论治】经后胞脉空虚，需育阴降气，培补元气。

【处方】顺经汤合二至丸加减。

生地黄 12g、熟地黄 12g、白芍 12g、牡丹皮 10g、当归 10g、香附 10g、北沙参 15g、女贞子 15g、墨旱莲 15g。7 剂，水煎，早晚分服。

如此按月经周期调治 2 个月，患者经前、经期鼻衄症状消失，经量增多。后随访，未再复发。

医案品析

《万病回春》曰："错经妄行口鼻者是火载血上，气之乱也，当滋阴降火，顺气调经，经自准也"。本案患者初诊时正值经前期。行经之前，冲任脉旺，血海满盈，肝木之气太过，"气有余便是火"，因而不受肺金制约，反而乘侮肺金。肺金本燥，最忌火灼，肝火太过，火性上炎，灼伤肺络，血亦随气火上逆，故经行吐衄。治宜清肝降逆、滋阴养肺，方用顺经汤加味。方中牡丹皮清肝火以凉血止血，配以白芍柔肝平肝，钩藤清热平肝；当归、熟地黄、生地黄滋肾养肝，养血调经；茯苓和血宁心；黑芥穗引血归经以止血；茜草凉血止血；牛膝功擅苦泄下降，能引血下行，以降上炎之火；沙参、枇杷叶养阴润肺，降逆止咳；酸枣仁养肝宁心安神以改善睡眠。诸药合用，共奏清热降逆，滋阴养肺，引经下行之功。

二诊时正值经期，故首诊方加黄芩、小蓟清热，凉血止血；香附疏肝理气，活血调经。三诊时经净，胞宫宜藏而不泻，故滋阴培本养正为治，去顺经汤中收敛止血之黑芥穗，合二至丸滋阴，加香附理气以防滋补太过而留滞之弊。如此治疗2个月，阴充血足，病愈未再发。

医案三：肺部子宫内膜异位症可能；经行吐衄

高某，女，18岁。2016年3月11日初诊。

【**主诉**】经期咯血、吐血1年余。

【**现病史**】1年前，无明显诱因于经前或经期出现一日数次咯血、吐血，血量较多，血色鲜红，经净吐血、咯血自止。曾做胃镜检查未见异常。于当地医院多次就诊，口服药物治疗（具体药物不详），效果欠佳。现月经周期第1天，吐血、咯血2天，血量多，血色鲜红，伴头晕、五心烦热、胸胁胀痛、口干口苦，纳寐一般，二便调。形瘦，平素体健，性情急躁，喜食辛辣。舌红，苔薄黄，脉弦数。

【**月经史**】12岁月经初潮，周期规律，经量少，无痛经。末次月经：2016年3月11日。

【**婚育史**】未婚，无性生活史。

【**肛诊**】

外阴：未婚型。

阴道：未查。

宫颈：未查。

宫体：前位，正常大小，活动度佳，无压痛。

附件：双侧附件未扪及异常。

【辅助检查】

①胸部 X 线检查：心、肺、膈未见异常。

②胃镜检查：未见异常。

③妇科超声：子宫及双侧附件区未见明显异常回声。

【诊断】

①西医诊断：肺部子宫内膜异位症可能。

②中医诊断：经行吐衄（阴虚火旺证）。

【辨证论治】阴虚肝胃之火随冲气上逆，熏灼肺胃阳络，肺胃络伤，故经行吐血、咯血。头晕、五心烦热、胸胁胀痛、口干口苦，舌红，苔薄黄，脉弦数为阴虚肝旺之候。治宜滋阴清肝，引血下行。

【处方】顺经汤加减。

当归 12g、熟地黄 15g、沙参 15g、白芍 12g、牡丹皮 9g、茯苓 9g、黑芥穗 9g、知母 9g、麦冬 9g、石斛 15g、牛膝 15g、钩藤 15g。3 剂，水煎，早晚分服。

二诊：2016 年 3 月 14 日。咯血量减少，经量较前增多，色红、胸胁胀痛、口干口苦改善，头晕缓解，夜寐不安。舌红，苔薄黄，脉弦数。

【辨证论治】诸症好转，唯夜寐不安，系肝火上炎、扰乱心神所致，故继以滋阴清热并解郁安神。

【处方】顺经汤加减。

当归 12g、熟地黄 15g、沙参 15g、白芍 12g、牡丹皮 9g、茯苓 9g、黑芥穗 9g、知母 9g、麦冬 9g、石斛 15g、牛膝 15g、钩藤 15g、栀子 9g、合欢皮 9g。5 剂，水煎，早晚分服。

三诊： 2016 年 3 月 20 日。咯血止，夜寐安，偶感口苦咽干，胸胁胀痛。舌偏红，苔薄黄，脉弦滑。

【辨证论治】阴虚内热症减，而肝胃余火未尽，故继滋阴清肝，扶正祛邪。

【处方】顺经汤加减。

当归 12g、熟地黄 15g、沙参 15g、白芍 12g、牡丹皮 9g、茯苓 9g、黑芥穗 9g、知母 9g、麦冬 9g、石斛 15g、牛膝 15g、钩藤 15g、栀子 9g、合欢皮 9g。7 剂，水煎，早晚分服。

嘱患者每于月经来潮前 3 天即煎服上方，每日 1 剂，连服 7 剂。经治半年后，诸症全消。后随访，未再复发。

回 医案品析

瘦人多火。本案系素体阴虚，阴虚阳亢，虚火上炎，加之平素性情急躁，喜食辛辣之品，以致肝火内蕴，肝经之火上逆，木火刑金，肺为娇脏，易受其灼，经血上行逆于肺，灼伤肺胃之络，故见吐衄。"阴虚于下，阳反上冲""必须于补肾之中，用顺气之法始为得当。方用顺经汤"。临证以顺经汤滋阴润肺，佐石斛、麦冬、知母以滋养肺胃之阴，牛膝引血下行，钩藤清热平肝降火。二诊时加强清热安神解郁之力，故能"肝不逆而肾气自顺，肾气既顺，又何经逆之有哉？"顽疾随之而愈。

健固汤

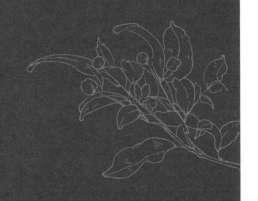

人参五钱　白茯苓三钱　白术一两，土炒

巴戟五钱，盐水浸　薏苡仁三钱，炒

【来源：女科上卷——调经——经前泄水】

妇人有经未来之前，泄水三日，而后行经者。人以为血旺之故，谁知是脾气之虚乎？夫脾统血，脾虚则不能摄血矣。且脾属湿土，脾虚则土不实，土不实而湿更甚，所以经水将动，而脾先不固。脾经所统之血，欲流注于血海，而湿气乘之，所以先泄水而后行经也。调经之法，不在先治其水，而在先治其血。抑不在先治其血，而在先补其气。盖气旺而血自能生，抑气旺而湿自能除，且气旺而经自能调矣。方用健固汤。

人参五钱　白茯苓三钱　白术一两，土炒　巴戟五钱，盐水浸　薏苡仁三钱，炒

水煎。连服十剂，经前不泄水矣。此方补脾气以固脾血，则血摄于气之中，脾气日盛，自能运化其湿，湿既化为乌有，自然经水调和，又何至经前泄水哉。

【眉批】与胖人不孕参看，自得立方之妙。

一、原文浅析

原文论述了经前泄水的病机及证治之理。经前泄水，并非气血旺盛，实则为脾气亏虚。脾五行属土，为后天之本。"饮入于胃，游溢精气，上输于脾，脾气散精，上归于肺"，脾主运化，能布散精微至全身脏腑、四肢百骸。脾气主升，具有统摄血液，固摄胞宫之功。脾气健运，则气血生化有源，血海充盈；脾气旺则血循常道，血旺而经自调。脾气本弱，于经行

之际，脾欲统血使经行其道，则脾气愈虚。脾弱健运失司，水液运化失常，致水湿内聚。湿性重着，趋于下行，乘脾虚之时先于经血下注胞宫冲任，导致经前泄水，故证属脾虚湿盛。

虽为经前泄水，但属月经病中经行前后诸症类，故以调经为治。妇人以血为本，月经为气血所化，气血和调，则经候如常。调经之法，重在调气血不在治水。经前泄水本质为脾气虚致湿乘虚先于经血而下，故治疗以健脾益气为主，脾健则运化如常，司约有节，水湿自去，正所谓"气旺而湿自能除""气旺而经自能调矣"。

健固汤健脾益气，温阳利水。全方由人参、茯苓、白术、薏苡仁、巴戟天五味药物共同组成，方简效宏。方中人参为补脾之要药，补益脾气；白术长于补气以复脾运，且能燥湿以除湿邪，可谓"脾脏补气健脾第一要药"；茯苓、薏苡仁利水渗湿、健脾。因脾之运化皆赖于脾之阳气的推动，而脾阳之强盛离不开肾阳的温煦，故原方除用健脾利湿之品外，又加一味巴戟天，其"善走肾经血分，能温肾助阳，调经止带"，以达补肾阳而温脾土之效。全方仅五味药，从脾论治，使脾阳健旺，水湿得运，湿去血生，则经自调。

二、临证新用

1. 经前期综合征

—— 西医 ——

经前期综合征是育龄期女性在月经来潮前周期性产生的

一系列生理、情感和行为等方面的改变，如每次月经前期出现烦躁、易怒、情绪异常、失眠、头痛、乳房胀痛、腹胀或肢体浮肿、泄泻等一系列症状，可出现一种或数种，也有表现轻重的不同，症状可在经前 7 ～ 14 天便开始出现，但多在经前 2 ～ 3 天最为明显，伴随着月经的来潮而消失。经前期综合征是一种发病率较高的妇科疾病，起病隐匿，不易察觉。发病机制目前尚不完全明确，目前认为其发病可能与卵巢性激素的周期性变化、中枢神经递质功能异常、脑区功能异常、精神社会因素、遗传因素等有关。关于经前期综合征，目前尚缺乏规范的治疗方案，主要是对症治疗，包括认知行为疗法、抗抑郁治疗、激素疗法、补充 / 替代疗法、手术治疗等。临床中，轻中度患者采用一般疗法即可缓解，严重患者需长期口服药物治疗，但存在服药周期长、不良反应大的问题。手术治疗具有较大创伤性且远期疗效不佳，仅适用于替代疗法无效且无生育要求的女性。因个体差异，导致经前期综合征的治疗比较复杂，且费用较高、不良反应较多。

———————— 中医 ————————

中医古籍对于经前期综合征的病名没有直接记载，其临床症状可参见于"经行头痛""经行身痛""经行眩晕""经行呕吐""经行乳房胀痛""经行浮肿""经行神志异常""经行泄泻"等，统属于中医学"月经前后诸证"的范畴。中医学认为，女性以血为本，经、孕、产、乳都以血为用。相对来说，女性有余于气，不足于血。月经将届，阴血渐次下注于血海，偏于阴血不足之体，此时阴血愈虚，阴虚不能制阳则阳易亢，致机体阴阳血气平衡失调。脾主运化，肾主温煦，为胃之关，主司二便。素体脾肾不足，经水将动之时，气血下注，肾阳益虚，命火不煦脾土，脾阳失煦，化湿无权，湿浊下渗于大肠，泄于后阴，发为泄泻。肾阳虚不能温养外府，致腰膝酸软；髓海失养，致头晕。

2. 排卵性异常子宫出血

―――― 西医 ――――

排卵性异常子宫出血是排卵障碍性异常子宫出血（AUB-O）中的一类，是育龄期女性常见的异常子宫出血之一，临床常表现为经间期出血、经期延长、月经周期缩短等。经间期出血一般发生于月经周期的第10～16天，短则几小时，长则持续1～3天。多由于排卵期雌激素高峰波动后急剧下降，子宫内膜短暂失去雌激素的支持而出现部分子宫内膜脱落引起撤退性出血，亦可由于排卵期成熟的卵泡分泌雌激素较多，导致子宫内膜充血，引起红细胞漏出而致阴道内血性分泌物。对于经间期出血的处理，若偶尔出现，且2～3天即止，出血量不大，则仅观察不处理；若发病超过4～5个月经周期，或出血超过7天，且出血量多，则需要及早治疗。西医对经间期出血的治疗，一般是给予雌激素药物、雌孕激素序贯疗法或者短效避孕药等治疗，从而达到止血之目的。虽然用药简便，可快速止血，但停药后易复发，远期疗效不佳。且激素类药物副作用多，患者易产生心理恐惧感，用药依从性差。

―――― 中医 ――――

中医古籍并无"排卵性异常子宫出血"之病名，其临床症状散见于"月经先期""赤白带下"等内容。《傅青主女科》

记载"带下而色红者，似血非血"，称为"赤白带下"；《诸病源候论》记载"血非时而下……谓之漏下"。相当于现代中医妇科学"经间期出血"。历代医家大多认为经间期出血的主要病机与肾虚、肝郁、脾虚，以及冲任脉损伤有关。国医大师夏桂成基于天人相应理论，认为月经周期节律是由阴阳消长转化的月节律调控的。笔者曾师从夏桂成先生，基于其生殖节律理论，总结经间期出血的基本病机为阴阳失衡、冲任受损、脏腑功能失常。"天地万生物，必有氤氲之时……"经间期阴精逐渐充实，处于阴盛向阳盛转化的关键时期，阴阳转化，气血氤氲，阴长至重，引动阳气，精化气长，阴转为阳，是以"阴长至重，重阴必阳"的血气氤氲如常，则"真机"至，"乐孕"之气盛矣。阴精不足，损及阳气，无以摄血，阴精之有余无以让位于不足之阳，则属阴之癸水非时而下。阳气在出血时暂得散发，故经间期后肾中阴阳又趋于平衡而出血止。中医辨证治疗，不拘于见血止血，以平衡阴阳、固摄冲任为主要原则，采取补肾益脾之法，结合患者病情及个人体质，分期论治，加减用药。

3. 阴道微生态失衡

———— 西医 ————

阴道微生态是由阴道微生物群、宿主的内分泌系统、阴道解剖结构及阴道局部免疫系统共同组成的生态系统。正常阴道内虽有多种微生物存在，但这些微生物与宿主阴道之间相互依赖、相互制约，达到动态的生态平衡，并不致病。在维持阴道微生态平衡的因素中，雌激素、局部 pH、乳杆菌，以及阴道黏膜免疫系统起重要作用。若阴道微生态平衡被打破，则可能导致阴道感染的发生。若阴道微生态平衡被打破，则可能导致阴道感染的发生。雌激素水平低下的婴幼儿可发生婴幼儿外阴阴道炎；绝经后人群可发生萎缩性阴道炎。阴道的酸性环境被改变，不利于乳杆菌生长，若厌氧菌过度生长，可导致细菌性阴道病；若需氧菌过度生长，则可导致需氧菌性阴道炎。长期应用广谱抗菌药物，可抑制乳杆菌生长，若真菌过度增殖，可导致外阴阴道假丝酵母菌病。外源性病原体（如阴道毛滴虫）的侵入，可导致阴道毛滴虫病。妇女在月经前后、经间期、妊娠期均有分泌物量增多而无其他不适，其属生理现象。然临证中发现，部分妇女在经前分泌物异常增多，质或稠或稀，甚至如水样，无异味，常常浸湿底裤，影响生活，此类多考虑是阴道微生态失衡，属病理状态。

<hr>

中医

<hr>

根据阴道微生态失衡的临床表现，本病当属中医学"带下病"的范畴。带下属阴液，是女性一种正常生理现象，正如《沈氏女科辑要》引王孟英所说"带下，女子生而即有，津津常润，本非病也。""盖白带……精之余也"，带下为肾精所化。脾主运化，行津液，布精微，脾气健运，传输津液各走其道，其渗灌于前阴空窍，与精之余和合而为带下。"带下病者，由劳伤血气，损伤冲脉、任脉""任之为病，女子则带下"。傅氏指出，带下病的形成，主要以虚为主，包括肝虚、脾虚、肾虚。脏虚为本，感染贼邪淫毒，致任、督、冲、带四脉失约，最终诱发带下病。"夫带下俱是湿证"，湿邪既为致病因素，亦为病理产物。"胞络者，系于肾""肾有两脏也，其左为肾，右

为命门，精神之所舍也，男子以藏精，女子以系胞，其气与肾通"，肾系胞宫冲任，寒袭胞宫，损伤肾阳，致阳虚不能温煦。肾主命门真火，为先天之本，脾为后天之本。"五脏之真，唯肾为根""先天为后天之根"，正如"脾胃之腐化，尤赖肾中这一点真阳蒸变，炉薪不熄，釜爨方成"，脾与肾在病理上相互影响，互为因果。脾的运化必须得肾阳的温煦蒸化，始能健运。寒邪入体，伤及肾阳，肾阳不足不能温煦脾阳，致脾阳不振；脾阳久虚，进而损及肾阳，脾肾阳俱虚，致畏寒怕冷，腰膝酸痛。脾阳失煦，运化水液失司，又于经水将动之时，脾气愈弱，致水湿内聚，湿性重着，趋于下行，湿邪伤及任、带二脉，使任脉不固，带脉失约，致带下量多。

健固汤主治"脾虚不能摄，土不实而湿更甚"的妇人"先泄水而后行经"之病。笔者认为，健固汤虽为"经前泄水"而设，但遵循中医"异病同治"的原则，对妇人经、带、胎、产、杂病凡属脾虚肾阳不足、不能温化水湿者均可应用。若脾虚湿气偏重，临证时可加用苍术、扁豆、山药等加强健脾利湿之功；兼气虚、乏力时，可加黄芪、党参益气健脾；若腰膝酸软，加补骨脂、杜仲、川断补肾，强腰膝。

三、典型医案

医案一：经前期综合征；经行泄泻

李某，女，35岁。2022年5月8日初诊。

【主诉】经行腹泻3年余，加重半年。

【现病史】3 年前，无明显诱因每于经期均出现腹泻，每日约 2～3 次，质稀，经净后腹泻自止，未重视及诊治。近半年，因家中琐事而心情烦闷，纳食不香，且寐轻，经来腹泻次数增多，每日 4～6 次，自行口服蒙脱石散后腹泻可止，但下次月经来潮后腹泻再次发作。现月经周期第 3 天，经量中，经色暗红，有血块，伴下腹胀痛。感腰膝酸软，伴头晕，纳呆，寐轻。小便正常；大便稀溏，日行 4～6 次，以晨起为主，伴完谷不化，无黏液脓血便。舌淡，边有瘀点，苔白，脉沉细。

【既往史】既往体健。

【月经史】14 岁月经初潮，周期 28～30 天，经期 7 天，经量中，经色暗红，有血块，轻微痛经。末次月经：2022 年 5 月 6 日。

【婚育史】已婚。$G_2P_1A_1$。

【妇科检查】因正值经期，未查。

【辅助检查】粪便常规：正常。

【诊断】

①西医诊断：经前期综合征。

②中医诊断：经行泄泻（脾肾阳虚兼肝郁证）。

【辨证论治】经行之际，气血俱下，精血盈于冲任，加之肝郁乘脾，水谷精微不得运化，反聚为湿，下注发为泄泻。腰膝酸软、大便稀溏、晨泄均为肾阳虚之候；胃纳欠佳、完谷不化为脾阳不足之征；舌脉均为脾肾阳虚肝郁之征。治宜温肾扶阳、暖土固肠、补脾柔肝，使肾气得固，脾气健运，湿浊乃化，泄泻自愈。

【处方】健固汤合痛泻要方加味。

党参 18g、炒白术 12g、茯苓 15g、薏苡仁 15g、巴戟天 9g、补骨脂 9g、吴茱萸 6g、白芍 15g、香附 12g、防风 10g、陈皮 9g、赤石脂 15g。3 剂，水煎，早晚分服。

二诊：2022 年 5 月 11 日。服药后，腰膝酸软及头晕稍缓解，腹胀痛减，大便稍成形，质软，每日大便次数减少至 3 次。舌淡暗，苔白，脉沉细。

【辨证论治】大便质软稍成形，次数减少，阳虚得解，继温肾扶阳、暖土固肠、补脾柔肝，以强效固本。

【处方】健固汤合痛泻要方加味。

党参 18g、炒白术 12g、茯苓 15g、薏苡仁 15g、巴戟天 9g、补骨脂 9g、吴茱萸 6g、白芍 15g、香附 12g、防风 10g、陈皮 9g、赤石脂 15g。3 剂，水煎，早晚分服。

三诊：2022 年 5 月 14 日。服药后腹泻止，经后腰膝酸软及头晕缓解，纳尚好。舌淡，苔白，脉沉细。

【辨证论治】脾肾阳虚证减，但未尽除，宜继以温阳健脾之法稳固其效。

【中成药】附子理中丸：1 丸 / 次，2 次 / 日，口服。

后采用非月经期服附子理中丸 10 天，月经期健固汤加减治疗的方案，共治疗 2 个疗程，经行腹泻止。

随访半年，未再复发。

📖 医案品析

本案系每于经水将动之时出现腹泻，主要责之于脾肾虚弱。"脾主中央湿土，其体淖泽……其性镇静是土之正气也。静则易郁，必借木气以疏之。土为万物所归，四气具备，而求助于水和木者尤亟……故脾之用主于动，是木气也"。近半年情怀不畅，肝气不舒，"木能疏土而脾滞以行""亦有肝木侮土者"，肝木乘脾，致脾气愈虚，化湿无功，发为泄泻。

脾肾阳虚，肝郁乘脾，治宜温肾扶阳、暖土固肠、补脾柔肝，方选健固汤合痛泻要方加味。方中健固汤补肾温阳健脾；补骨脂"治肾泄，通命门，暖丹田，敛精神""盖茱萸能暖膀胱，水道既清，大肠自固，他药虽热，不能分解清浊也"，补骨脂、吴茱萸合用加强温补之力，伍赤石脂更助敛涩固肠。痛泻要方中，白术健脾以御木乘，燥湿以止泄泻，为君药；白芍养血柔肝，缓急止痛，为臣药。君臣相配，可"土中泻木"。脾虚生湿，佐用陈皮理气燥湿，醒脾和胃；配少量防风，辛散调肝，使肝气条达不再乘脾，又舒脾升清，胜湿止泻；防风又为脾经引经之药，兼为佐使。四药合用，能补脾胜湿而止泻，柔肝理气而止痛，使脾健肝和，痛泻自止。香附疏肝解郁，调经止痛。诸药合用，使肾气得固，肝气得舒，脾气健运，湿浊乃化，泄泻自愈。三诊时脾肾阳虚症状得缓，以温阳健脾之中成药附子理中丸巩固疗效。

医案二：排卵性异常子宫出血；经间期出血

王某，女，36岁。2023年5月10日初诊。

【**主诉**】经间期阴道出血1年余。

【现病史】平素月经基本规律，经量、经色正常。近 1 年来，无明显诱因每于两次月经中间出现阴道出血，血量少，血色淡红，持续 5～7 天，伴腰膝酸软，周身乏力，食欲欠佳，进食后感腹胀，寐好，小便清长，夜尿频多，大便稀溏，完谷不化。舌淡，苔白，脉沉细。

【既往史】既往体健。

【月经史】15 岁月经初潮，周期 28 天，经期 6～7 天，经量中，经色淡，无血块，无痛经。末次月经：2023 年 4 月 28 日。

【婚育史】已婚。$G_1P_1A_0$。

【妇科检查】

外阴：已婚已产型。

阴道：通畅，分泌物量多，质清稀，无异味。

宫颈：光滑。

子宫：前位，大小约 70mm×60mm，质地中等，活动度佳，无压痛。

附件：双侧附件未扪及明显异常。

【辅助检查】

①妇科超声：子宫及双侧附件区未见明显异常回声。

②白带常规：清洁度Ⅱ度，线索细胞、加德纳菌、霉菌、滴虫均为阴性。

③尿常规：正常。

【诊断】

①西医诊断：排卵性异常子宫出血。

②中医诊断：经间期出血（脾肾阳虚证）。

【辨证论治】经后子宫、胞脉相对空虚，阴血不足，经间期阴盛长极，重阴必阳，阴精化气，阴阳转化，氤氲之状萌发"的候"之时。阴阳转化不协调，致阳气不长，脾肾不足，转化后阳气不能应时，致统摄无力，发为经间期出血。腰为肾之府，肾主骨，肾阳虚衰，不能温养腰府及骨骼，则腰膝酸软；肾阳不足，膀胱气化功能障碍，水液代谢失常，则小便清长；命门火衰，火不生土，脾阳失煦，健运失常，致完谷不化或腹胀泄泻。舌淡，苔白，脉沉细为脾肾阳虚之征，治宜温肾健脾助阳，益气摄血调经。

【处方】健固汤加减。

党参 15g、炒白术 15g、茯苓 10g、山药 10g、巴戟天 10g、薏苡仁 15g、熟地黄 9g、白芍 10g、续断 10g、菟丝子 10g、紫石英 10g、五灵脂 9g、鹿衔草 15g、马鞭草 15g、炒茜草 10g、益母草 10g。7 剂，水煎，早晚分服。

二诊：2023 年 5 月 17 日。末次月经：2023 年 4 月 28 日。月经干净 8 天左右，再次出现阴道出血，2 天后血止。腰膝酸软及周身乏力缓解，食欲尚好，进食后仍感腹胀，小便清，夜尿多，大便较前成形。舌淡红，苔白，脉沉细。

【辨证论治】诸症较前有所缓解，但脾肾阳虚之证未尽除，故继用温肾助阳之法。氤氲之时阴道出血 2 天止，去止血之品。进食后腹胀未缓解，加用行气健脾之品行滞除胀。

【处方】健固汤加减。

党参 15g、炒白术 15g、茯苓 10g、山药 10g、巴戟天 10g、薏苡仁 15g、熟地黄 9g、白芍 10g、续断 10g、菟丝子 10g、紫石英 10g、五灵脂 9g、砂仁 6g、木香 6g。7 剂，水煎，早晚分服。

三诊：2023 年 5 月 24 日。末次月经：2023 年 4 月 28 日。阴道未再出血，纳增，进食后腹胀缓解。小便清，夜尿稍多，大便成形，1 次/日。舌淡红，苔白，脉沉细弦。

【辨证论治】阳气渐长，必及重阳，阴精、阳气皆盛，胞宫、胞脉气血满盈。诸症皆愈，继助阳动血，使血满而溢，血室开放，经水循期而至。

【处方】健固汤加减。

党参 15g、茯苓 10g、巴戟天 10g、薏苡仁 15g、熟地黄 9g、白芍 10g、续断 10g、菟丝子 10g、紫石英 10g、五灵脂 9g、砂仁 6g、木香 6g、丹参 12g、当归 9g。5 剂，水煎，早晚分服。

后随访，诸症已除，未再复发。

🔲 医案品析

　　本案正值育龄期，时常于氤氲之时阴道出血，证属脾肾两虚，方选健固汤为基础方进行加减以温肾健脾助阳。因女子氤氲之时阴阳处于转化更替的动态平衡，故加用熟地黄、白芍、续断、菟丝子、紫石英等动静结合，阴阳双补，防"孤阴不生，独阳不长"，以达"阴平阳秘"之效，此亦符合张景岳"善补阳者，必于阴中求阳，则阳得阴助而生化无穷，善补阴者，必于阳中求阴，则阴得阳升而泉源不竭"之理论。"瘀血不行，则新血断无生理，故凡血证，总以祛瘀为要"，出血易留瘀，离经之血即为瘀血，故止血时宜采用活血止血之法，以求"经脉以通，血气以从"，故方中加用"四草汤"使血止而不留瘀。

二诊时，经后出血2天即止，故祛四草汤，另加砂仁、木香以加强理气除胀健脾之功。三诊时，经后无出血，胃纳增多，进食后腹胀缓解，大便成形，诸症皆愈，脾已健，故去白术、山药。正值经前期，阳气渐长，必及重阳，阴精、阳气皆盛，胞宫、胞脉气血满盈，加丹参、当归继以助阳动血，使血满而溢，血室开放，则经水循期而至。

医案三：阴道微生态失衡；带下过多

王某，女，43岁。2022年3月20日初诊。

【主诉】经前阴道分泌物量多3年。

【现病史】近3年来，每于月经来潮前1周左右，阴道分泌物量明显增多，色淡，质稀无异味，常感阴部潮湿不爽，时腰酸，经后则小腹冷痛，周身乏力，畏寒。曾多次就诊于当地医院，行妇科检查及分泌物检验均未见异常，口服收敛止带中药，以及阴道局部用药，均收效甚微。现值经前1周，带下量多，色白，质稀，无异味，无外阴、阴道瘙痒，无阴道出血，纳寐好，小便清长，大便质稀不成形。舌淡暗，舌体胖大，边有齿痕，苔白，脉沉细。

【既往史】甲状腺功能减退病史10余年，平素口服左甲状腺素钠片，病情控制平稳。曾行3次宫腔镜子宫内膜息肉电切术。

【月经史】13岁月经初潮，平素月经规律，近10年经期延长至8～9天，经量多，经色淡红，无血块，轻微痛经。末次月经：2022年2月27日。

【婚育史】已婚。$G_2P_1A_1$。

【妇科检查】

外阴：已婚已产型。

阴道：通畅，分泌物量多，色白，质清稀，无异味。

宫颈：光滑，肥大。

宫体：前位，大小约 $60mm \times 50mm$，质地中等，活动度佳，无压痛。

附件：双侧附件区未扪及明显异常。

【辅助检查】

①妇科超声：子宫及双侧附件区未见明显异常回声。

②白带常规：清洁度Ⅲ度，线索细胞、加德纳菌、霉菌、滴虫均为阴性。

③宫颈液基细胞学检查（TCT）：未见恶性细胞和上皮内病变细胞。

④宫颈 HPV 检查：阴性。

【诊断】

①西医诊断：阴道微生态失衡。

②中医诊断：带下过多（脾肾阳虚证）。

【辨证论治】甲状腺功能减退之人阳气本虚，多次宫腔镜时胞宫注水，水属阴，阴盛则寒，阴寒伤及体阳，致脾阳失煦，健运失司，阳虚不能温化寒湿，致水湿内聚。湿邪伤及任、带二脉，发为带下量多。"肾为冲任之本"，肾虚冲任不固，经血运行失常；一身之血皆赖脾之统固，脾虚失统，经血失循常道，致经行时间延长、经行量多。经后气血骤虚，胞宫失于濡养，加之脾肾阳虚，胞宫失于温煦，"不荣则痛"，致经后小腹冷痛。带下色淡，腰酸，经后小腹冷痛，周身乏力，畏寒，大便质稀不成形，舌淡暗，舌体胖大，苔白，边有齿痕，脉沉细，均为脾肾阳虚之候。治宜补益脾肾，温阳利水，方选健固汤加味。

【处方】健固汤加味。

党参 15g、白术 20g、茯苓 15g、巴戟天 15g、薏苡仁 15g、鹿角霜 15g、补骨脂 15g、川断 15g、山药 12g。7 剂，水煎，早晚分服。

二诊：2022 年 4 月 15 日。服药后带下量明显减少，腰酸稍缓解，大便稍成形，经后仍感小腹冷痛，周身乏力。末次月经：2022 年 3 月 29 日，经量减，经色红，无血块，7 天净。舌暗体胖，边有齿痕，苔薄白，脉沉细。

【辨证论治】诸症缓解，但病程日久，久病必虚，故继补益脾肾，加用益气扶正、助阳止泻之品。

【处方】健固汤加味。

党参 15g、白术 20g、茯苓 15g、巴戟天 15g、薏苡仁 15g、鹿角霜 15g、补骨脂 15g、川断 15g、山药 12g、黄芪 15g、吴茱萸 3g。10 剂，水煎，早晚分服。

三诊：2022 年 5 月 13 日。末次月经：2022 年 4 月 27 日，经行 7 天，经量正常，经色红，无血块。经前带下量基本正常，色白，无异味，质稍稠；经后小腹冷痛明显缓解，周身乏力减轻，仅偶感腰部及双下肢酸痛。大便成形。舌暗，苔薄白，脉沉细。

【辨证论治】经前带下量如常，余症渐退，虚证得减，继温补脾肾之阳以巩固疗效。

【处方】健固汤加味。

党参15g、白术20g、茯苓15g、巴戟天15g、薏苡仁15g、鹿角霜15g、补骨脂15g、川断15g、山药12g、黄芪15g、吴茱萸3g。10剂，水煎，早晚分服。

后连续服用三诊方2个月，诸症全无。

后随访1年，未再复发。

📋 医案品析

本案患者因"经前带下质稀量多"就诊，虽非经前泄水，但亦属脾肾阳虚证，故同样以健固汤健脾温阳为治。患者本虚之体，初诊时正值经水将动脾弱之时，以党参健脾益气养血之功易人参之峻补。加之曾3次行宫腔镜，胞宫注水为寒凉之物，寒入胞宫，伤及阳气，故加鹿角霜、补骨脂、川断助巴戟天温肾扶阳；山药甘平，既助党参、白术、茯苓健脾，兼能益肾。用之效着，带下减少，然病程日久，虚证未愈，再诊时加"补气圣药"黄芪加强补气之功；寒证、痛证未解，加"吴茱萸"温经、散寒、止痛。三诊时，诸症皆愈，继服前方巩固疗效。全方不重在收敛固涩，旨在补气健脾，补肾温阳，使得脾阳健运，水湿自除，带下自调，经循其道。正如傅山所说，"气旺而经自能调矣"，脾气得旺，肾阳充盛，气血和调，则经候如常。

益经汤

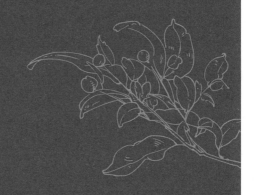

大熟地一两，九蒸　　白术一两，土炒　　山药五钱，炒

当归五钱，酒洗　　白芍三钱，酒炒　　生枣仁三钱，捣碎

丹皮二钱　　沙参三钱　　柴胡一钱　　杜仲一钱，炒黑

人参二钱

【来源：女科上卷——调经——年未老经水断】

经云：女子七七而天癸绝。有年未至七七而经水先断者。人以为血枯经闭也，谁知是心肝脾之气郁乎。使其血枯，安能久延于人世。医见其经水不行，妄谓之血枯耳。其实非血之枯，乃经之闭也。且经原非血也，乃天一之水，出自肾中，是至阴之精而有至阳之气，故其色赤红似血，而实非血，所以谓之天癸。世人以经为血，此千古之误，牢不可破。倘果是血，何不名之曰血水，而曰经水乎？古昔贤圣创乎经水之名者，原以水出于肾，乃癸干之化，故以名之。无如世人沿袭而不深思其旨，皆以血视之。然则经水早断，似乎肾水衰涸，吾以为心肝脾气之郁者。盖以肾水之生，原不由于心肝脾；而肾水之化，实有关于心肝脾。使水位之下无土气以承之，则水滥灭火，肾气不能化；火位之下无水气以承之，则火炎铄金，肾气无所生；木位之下无金气以承之，则木妄破土，肾气无以成。倘心肝脾有一经之郁，则其气不能入于肾中，肾之气即郁而不宣矣。况心肝脾俱郁，即肾气真足而无亏，尚有茹而难吐之势。矧肾气本虚，又何能盈满而化经水外泄耶！经曰：亢则害。此之谓也。此经之所以闭塞，有似乎血枯，而实非血枯耳。治法必须散心肝脾之郁，而大补其肾水，仍大补其心肝脾之气，则精溢而经水自通矣。方用益经汤：

大熟地一两，九蒸　白术一两，土炒　山药五钱，炒　当归五钱，酒洗　白芍三钱，酒炒　生枣仁三钱，捣碎　丹皮二钱　沙参三钱　柴胡一钱　杜仲一钱，炒黑　人参二钱水煎。连服八剂而经通矣，服三十剂而经不再闭，兼可受孕。此方心肝脾肾四经同治药也，妙在补以通之，散以开之。倘徒补则郁不开而生火，徒散则气益衰而耗精。设或用攻坚之剂，辛热之品，则非徒无益而又害之矣。

【眉批】善医者，只用眼前纯和之品，而大病尽除。不善医者，立异矜奇，不惟无效，反致百病丛生。凡用药杂乱，假金石为上品者，戒之！戒之！

一、原文浅析

原文论述了年未老而经水断的病机及其辨证论治。月经的产生是在肾气的主导下，天癸泌至，冲任通盛，胞宫藏泻有时（度）。如脏腑功能失调、气血不足、经络阻滞皆有碍于月经规律来潮，致月经量少、月经稀发甚至停闭。傅氏认为，女子年龄未到四十九岁，月经提前闭止，并非阴血耗伤太多之血枯经闭，实为心肝脾气机郁滞所致。傅氏否认月经为血的千古认知，认为月经非血，实为"天癸"，出于肾，乃肾精所化，受后天水谷精微滋养。而常医认为经水早断是肾水衰少干枯之故，实则不然。肾水的生成，与心肝脾三脏息息相关。若肾水无脾土承制，则水泛滥克火，心火不能下交于肾，肾水则不能独化；心火无肾水制约，则火旺灼肺，使肾气无所化生；肝木无肺金制约，木无制则反侮土，脾土不足则后天之精无以化源，肾气失其充养。心肝脾中一旦一经郁滞，则其气不能输送至肾，肾之气即郁而不宣。心肝脾皆郁滞，纵肾水充足，尚有格格难出之状。而肾气原虚，则不能化生经血，致月经闭止。《内经》中云："亢则害，承乃制"。所以傅氏主张治必散心肝脾之郁，补肾水，再补心肝脾之气，使肾精充足溢于血海，经水自通。方用益经汤。

方中熟地黄、杜仲归肝、肾经，杜仲炒黑助熟地黄滋肾水，益真阴；人参大补元气、补脾养血；山药、白术健脾以滋先天；白芍养血补血、养阴柔肝；柴胡疏肝解郁；当归"味甘而重，故专能补血，其气轻而辛，故又能行血，补中有动，行中有补"（《本草正》）；酸枣仁甘补酸敛，性平不偏，归心、肝经，养心补肝；丹皮苦泻辛散，归心、肝、肾经，入肾经退虚热；沙参补益肺气，养肺胃之阴，并制诸药温燥之性。全方共奏补肾益精、健脾养血、疏肝解郁之功。

此方连服八剂则经水自通，连服三十剂则不再闭经，亦可受孕。此方心肝脾肾四脏同治，以"补以通之"之法大补肾水，以"散以开之"之法解心肝脾之郁，使经水调畅。若补肾而不解郁，则补之太过生火，仅解郁，则耗气伤精。若药证不符，妄用攻坚及辛热之剂，则徒劳无益。

傅氏认为，善医者，用纯和之品即可治病，不必追求奇异之药，否则可能无效，甚至再生他病。傅氏强调，为医者，不可无章法用药，随波逐流以金石为上品，要详于证，精于药。

二、临证新用

早发性卵巢功能不全

早发性卵巢功能不全（Premature ovarian insufficiency，POI）是指女性40岁前出现卵巢功能减退，以促性腺激素升高和雌激素降低为主要生化特征，卵巢皮质中的卵泡数量耗竭或残存卵泡质量下降是卵巢功能减退的核心。在早发性卵巢功能不全（POI）概念出现之前，卵巢早衰（Premature ovarian failure，POF）是被临床广泛使用的专业术语，指女性40岁之前出现闭经，伴卵泡刺激素（FSH）水平升高（FSH＞40U/L）、雌激素水平降低等内分泌异常表现及绝经症状。随着对卵巢早衰病因的深入研究和临床病例的积累，人们逐渐意识到卵巢功能减退是一组临床表现多样、病因复杂，且进行性发展的疾病，卵巢早衰的概念逐渐被早发性卵巢功能不全替代。依据病情严重程度，分为卵巢储备功能减退（DOR）、早发性卵巢功能不全（POI）和卵巢早衰（POF）三个阶段。

根据早发性卵巢功能不全患者生育能力、月经情况、卵泡刺激素水平，将早发性卵巢功能不全疾病进程分为隐匿期、生化异常期、临床异常期。隐匿期可能持续相当长时间，表现为生育力降低，但FSH水平正常，月经规律；生化异常期患者月经仍规律，但FSH水平已升高；临床异常期患者随着疾病进展，出现月经紊乱，甚至闭经、不孕，而且还会诱发许多相关并发症，包括心血管系统疾病，以及骨质疏松、骨折、抑郁、焦虑、认知能力下降，导致预期寿命缩短，严重威胁女性健康。

早发性卵巢功能不全的诊断标准：年龄＜40岁，月经稀发或停经至少4个月以上（包括原发性闭经和继发性闭经），至少2次血清基础FSH检测均大于25U/L（间隔4周以上）。POI的隐匿期以AMH＜1.0ng/ml或窦卵泡数小于5～7枚作为重要参考指标。

对早发性卵巢功能不全的治疗主要有激素替代治疗、免疫治疗、干细胞治疗、卵巢移植、基因治疗等方法。其中，激素替代疗法（Hormone replacement therapy，HRT）是最常用的，也是首选的治疗方法。但是，长期使用激素类药物导致的不良反应及并发症，如子宫内膜癌、乳腺癌等疾病，亦不容忽视，并且，激素替代疗法并不能从根本上恢复卵巢功能。

———— 中医 ————

早发性卵巢功能不全归属于中医学"闭经""月经过少""不孕""血枯"等范畴。现代中医对早发性卵巢功能不全的研究和治疗结合了西医学的理念，见解颇多，观点不一，但普遍认为肾虚是该病的根本病机。《素问·上古天真论》曰："二七而天癸至，任脉通，太冲脉盛，月事以时下，故有子……七七任脉虚，太冲脉衰少，天癸竭，地道不通，故形坏而无子也。"天癸充盈，月经来潮，女性可孕育胎儿。"肾水足则经多，肾水亏则经少"，肾精亏虚、天癸耗竭，冲任虚衰，艰于成孕，血海不能如期满盈，则可致月经后期，甚至停闭。故治疗时以补肾为主，注重补肾益精、培元固本，使肾精充足，精溢而经水自通。

《临证指南医案》载："女子以肝为先天"。《医宗金鉴·妇科心法要诀》云："妇人从人不专主，病多忧忿郁伤情"。女子以血为本，肝藏血，主疏泄，疏泄失常，可致月经周期、经量出现紊乱，闭经甚至不孕。随着生活节奏的加快和女性生活状态的改变，精神心理因素对女性的影响得到了更多人的关注，早发性卵巢功能不全患者的情志问题更加不容忽视。傅氏提出"气郁为病"，认为心肝脾之郁可致肾之郁，郁而不宣，则肾气不能盈满而溢泻。精血同源，治疗时不仅要肝肾同补，更要宣达郁气，使肝气条达，气机通畅。

笔者承傅氏思想，认为经水早断属肾精亏虚兼肝郁证。肾气虚衰，天癸渐竭，精血衰少，加之肝气郁滞，忧思不解，营阴暗耗，遂致绝经前后诸证，故以补肾益精、疏肝解郁立法，采用益经汤治疗。

三、典型医案

医案一：早发性卵巢功能不全；闭经

刘某，女，39 岁。2023 年 4 月 28 日初诊。

【主诉】经行量少 20 余年，停经 6 月余。

【现病史】15 岁月经初潮，平素月经规律，周期 25～28 天，经期 3～4 天，经行量少，色暗红，无血块，无经行腹痛及腰骶酸痛。末次月经：2022 年 10 月 20 日，量少。现停经 6 个月，腰骶酸痛，潮热汗出，偶有头晕耳鸣，胸胁胀痛，烦躁易怒，纳尚好，眠差，二便调。舌质暗淡，苔薄白，脉弦细。

【既往史】既往体健，否认手术史及外伤史。

【婚育史】已婚，$G_4P_2A_2$。

【妇科检查】

外阴：已婚已产型。

阴道：通畅，分泌物量多，色白，质地清稀，无异味。

宫颈：光滑，正常大小。

子宫：前位，大小约 50mm×40mm，质地中等，活动，无压痛。

附件：双侧附件区未扪及明显异常。

【辅助检查】

①性激素检查：FSH 96.64mIU/ml；LH 65.73mIU/ml；E_2 24.65pmol/L，PRL 151.8μIU/ml，P 0.050ng/ml；T 0.087nmol/L。

②抗米勒管激素（AMH）：0.02ng/ml。

③妇科超声：子宫前位，大小约 43.3mm×34.7mm×38.4mm，形态规则，切面回声均匀；宫颈前后唇未见异常血流信号；子宫内膜厚约 5.8mm；左卵巢大小约 20.0mm×10.2mm；右卵巢大小约 20.8mm×10.7mm；直肠窝液暗深约 19.5mm。

【诊断】

①西医诊断：早发性卵巢功能不全。

②中医诊断：闭经（肾虚肝郁证）。

【辨证论治】肾精亏损，冲任亏虚，情志不畅，肝气郁结，气机疏泄失司，血海蓄溢失常，致月经量少甚至停闭。腰骶酸痛，潮热汗出，头晕耳鸣，为肾虚之征；胸胁胀痛，烦躁易怒，为肝郁之候。结合舌脉，辨为肾虚肝郁证。当散其肝之郁，大补其肾水，使其精溢而经水自通矣，治以补肾益精、疏肝解郁。

【处方】益经汤加味。

熟地黄 15g、人参 9g、当归 15g、白术 9g、山药 15g、沙参 15g、炒杜仲 15g、酸枣仁 15g、柴胡 9g、白芍 15g、牡丹皮 15g。14 剂，水煎，早晚分服。

【西药】天然黄体酮胶囊：100mg，2 次 / 日，口服，连用 5 天。

二诊：2023 年 5 月 16 日。停用黄体酮胶囊月经未至，仍腰骶酸痛，潮热汗出，偶有头晕耳鸣，胸胁胀痛，烦躁易怒，但较前减轻。舌质暗淡，苔薄白，脉弦细。

【辨证论治】月经未来潮，余症好转，舌脉未变，肾虚之证仍存，肝郁未解，继疏肝补肾为治，另加香附、菟丝子加强疏肝补肾之功，并予雌孕激素补充治疗。

【处方】益经汤加味。

熟地黄 15g、人参 9g、当归 15g、白术 9g、山药 15g、沙参 15g、炒杜仲 15g、酸枣仁 15g、柴胡 9g、白芍 15g、牡丹皮 15g、盐菟丝子 30g、香附 15g。14 剂，水煎，早晚分服。

【西药】

①戊酸雌二醇片：1mg/ 次，1 次 / 日，口服，连用 21 天。

②天然黄体酮胶囊：100mg，2 次 / 日，口服，连用 5 天。（服用戊酸雌二醇片第 17 天加服本药）

注：两药共用三个周期。

三诊：2023 年 6 月 20 日。末次月经：2023 年 6 月 9 日，4 天净，经量少，经色红，伴腰骶酸痛，胸闷、乏力，偶有头晕。舌质暗淡，苔薄白，脉弦细。

【辨证论治】月经虽来潮，然经量少，肾虚肝郁证未除，继补肾疏肝并加用补肾之剂，另加理气之品防补益太过壅滞中焦。

【处方】益经汤加味。

熟地黄 15g、人参 9g、当归 15g、白术 9g、山药 15g、沙参 15g、炒杜仲 15g、酸枣仁 15g、柴胡 9g、白芍 15g、牡丹皮 15g、盐菟丝子 30g、香附 15g、牛膝 15g，枳壳 9g、陈皮 9g。14 剂，水煎，早晚分服。

四诊：2023 年 7 月 27 日。末次月经：2023 年 7 月 20 日，4 天净，经量较前稍增多，经色红，伴腰骶酸痛，足底灼热，偶有头晕、心慌，纳一般，夜寐不佳。舌质偏红，苔薄白，脉弦细。

【辨证论治】月经如期，经量改善，又见足底灼热之阴虚内热之候，故加用滋阴清热之品以清虚热。

【处方】益经汤加味。

熟地黄 15g、人参 9g、当归 15g、白术 9g、山药 15g、沙参 15g、炒杜仲 15g、酸枣仁 15g、柴胡 9g、白芍 15g、牡丹皮 15g、盐菟丝子 30g、香附 15g、牛膝 15g，枳壳 9g、陈皮 9g、龟甲 15g。14 剂，水煎，早晚分服。

五诊：2023 年 8 月 23 日。末次月经：2023 年 8 月 17 日，4 天净，经量中，经色红，伴经行腹痛。现为月经周期第 7 天，偶有腰骶酸痛。舌淡红，苔白，脉细。

【辨证论治】月经来潮3次，渐至如期，经量逐渐增多，然肾虚肝郁证仍在，继补肾疏肝调经为治。

【处方】益经汤加味。

熟地黄15g、人参9g、当归15g、白术9g、山药15g、沙参15g、炒杜仲15g、酸枣仁15g、柴胡9g、白芍15g、牡丹皮15g、盐菟丝子30g、香附15g。14剂，水煎，早晚分服。

【西药】地屈孕酮片：10mg/次，1次/日，口服，月经周期第12天开始服用。

六诊： 2023年9月19日。末次月经：2023年9月18日，经量适中。经前1周开始自觉潮热汗出、腰骶酸痛、脱发。舌质淡，苔薄白，脉细。

【辨证论治】经量虽有增多，治疗有效，然肾精亏虚仍存，宜继补肾疏肝并加补肝肾、益精血之品，以增强滋补肝肾之力。

【处方】益经汤加味。

熟地黄15g、人参9g、当归15g、白术9g、山药15g、沙参15g、炒杜仲15g、酸枣仁15g、柴胡9g、白芍15g、牡丹皮15g、盐菟丝子30g、香附15g、女贞子15g、桑椹15g。14剂，水煎，早晚分服。

七诊： 2023年11月15日。末次月经：2023年10月31日。经行前腹痛，经量适中。舌淡红，苔薄白，脉细。

【辅助检查】

①性激素检查：FSH 3mIU/ml；LH 1.5mIU/ml。

②妇科超声：子宫前位，大小约50.2mm×39.5mm×38.5mm；内膜厚约7.6mm；双侧附件区未见明显异常回声。

【**辨证论治**】胞宫增长，冲任气血渐至充盛，宜补肾填精，疏肝调经以巩固疗效。

【**处方**】益经汤加味。

熟地黄 15g、人参 9g、当归 15g、白术 9g、山药 15g、沙参 15g、炒杜仲 15g、酸枣仁 15g、柴胡 9g、白芍 15g、牡丹皮 15g、盐菟丝子 30g、香附 15g。15 剂，水煎，早晚分服。

后随诊，患者月经周期逐渐规律，经量恢复正常，且腰骶酸痛、潮热汗出、头晕耳鸣、胸胁胀痛、烦躁易怒等症减轻。嘱其调畅情志，劳逸适度，不适随诊。

📖 **医案品析**

"夫经水出诸肾，肝为肾之子，肝郁则肾亦郁矣。"本案为年未老而"身"已衰，提前步入七七之年，肝郁气滞，肾虚精亏，冲任失调，终致闭经。方选傅氏年未老经水断之益经汤疏肝理气、补肾调经。二诊加疏肝理气之香附调畅气机，加药性平和，治肝肾不足、下元不固之良品菟丝子平补肝肾阴阳。三诊时正值经后期，血海空虚，胞宫宜藏，加牛膝加强补肾之力；加陈皮、枳壳行气以助解肝郁。四诊时，加龟甲滋阴潜阳，益肾补心；六诊时，加女贞子、桑椹补肝肾、乌须发，达肾足肝郁开而经调之目的。

患者初用黄体酮胶囊未能撤退性出血，系体内雌激素不足，内膜过薄所致，故二诊、三诊、四诊时黄体酮胶囊与戊酸雌二醇联合使用以补充雌孕激素，促使内膜生长和转化。

笔者认为，益经汤与雌孕激素联合使用，中西结合，相互协调，取长补短，既避免了长期单用激素药物所致的副作用大及恢复卵巢功能几率小等缺陷，又弥补了单纯使用中药治疗早发性卵巢功能不全疗程长的不足，且可显著改善卵巢功能，更易使患者获益。

医案二：早发性卵巢功能不全；月经过少

田某，女，36岁。2023年7月26日初诊。

【**主诉**】月经量少10月余，停经50余天。

【**现病史**】14岁月经初潮，平素月经规律，周期32～35日，经期3～5天，经量中等。自2022年10月，工作压力增大后出现经量减少，经期缩短至1～2天，经色暗淡，伴腰骶酸痛。末次月经：2023年6月1日，经量少，经色暗淡。现停经50余天，腰骶酸痛，潮热盗汗，胸胁、乳房胀痛，郁郁寡欢，纳寐不佳，二便调。舌质暗淡，苔薄白，脉弦细。

【**既往史**】既往体健，否认手术及外伤史。

【**婚育史**】已婚，G3P1A2。

【**妇科检查**】

外阴：已婚已产型。

阴道：通畅，分泌物量中等，色白，无异味。

宫颈：光滑，正常大小。

子宫：前位，大小约5cm×4cm，质地中等，活动，无压痛。

附件：双侧附件区未扪及明显异常。

【辅助检查】

①性激素检查：FSH 35.03mIU/ml；LH 17.19mIU/ml；E_2 24.35pmol/L；PRL 14.85μIU/ml，P 0.31ng/ml；T 0.21nmol/L。

②抗米勒管激素（AMH）：0.03ng/ml。

③甲状腺功能：TSH 3.084mIU/L；T_3 1.32nmol/L；T_4 116.83nmol/L；FT_3 4.20pmol/L；FT_4 10.32pmol/L。

④妇科超声：子宫前位，大小约49.1mm×35.9mm×33.6mm，形态规则，切面回声均匀；宫颈前后唇均未见异常血流信号；内膜厚约7.1mm；左卵巢未显示（肠气干扰）；右卵巢大小约19.5mm×12.6mm。

【诊断】

①西医诊断：早发性卵巢功能不全。

②中医诊断：月经过少（肾虚肝郁证）。

【辨证论治】压力骤增致情怀不畅，肝气郁结，耗伤肝血，子病及母，肾阴亏虚，癸水不充，血海不盈，致经量减少。腰骶酸痛，潮热盗汗，为肾精亏虚之征；胸胁、乳房胀痛，郁郁寡欢，皆为肝郁之候。结合舌脉，辨为肝郁肾虚证。治宜补肾益精，疏肝解郁。

【处方】益经汤加味。

熟地黄15g、人参9g、当归15g、白术9g、山药15g、沙参15g、炒杜仲15g、酸枣仁15g、柴胡9g、白芍15g、牡丹皮15g、盐菟丝子30g、香附15g。7剂，水煎，早晚分服。

二诊：2023年8月2日。月经未来潮，腰骶酸痛，潮热盗汗，情绪不佳，纳一般，寐欠佳，二便调。舌质暗淡，苔薄白，脉弦细。

【辨证论治】月经仍未至，继疏肝解郁，补肾调经。夜寐欠安，为阴虚失于上济之故，故加百合清心安神。

【处方】益经汤加味。

熟地黄 15g、人参 9g、当归 15g、白术 9g、山药 15g、沙参 15g、炒杜仲 15g、酸枣仁 20g、柴胡 9g、白芍 15g、牡丹皮 15g、盐菟丝子 30g、香附 15g、百合 30g。14 剂，水煎，早晚分服。

三诊：2023 年 9 月 1 日。末次月经：2023 年 8 月 27 日，经量稍增，伴腰骶酸痛，3 日净。纳果，夜寐尚好，心烦。舌质淡，苔薄白，脉细。

【辨证论治】正值经后阴长之期，胞宫宜藏，证属肾虚肝郁，宜继补肾、疏肝、调经。考虑纳果系补益药物阻滞脾胃运化所致，故加健脾理气之品以助中焦运化。

【处方】益经汤加味。

熟地黄 15g、人参 9g、当归 15g、白术 9g、山药 15g、沙参 15g、炒杜仲 15g、酸枣仁 20g、柴胡 9g、白芍 15g、牡丹皮 15g、盐菟丝子 30g、香附 15g、百合 30g、陈皮 9g、白术 15g。14 剂，水煎，早晚分服。

四诊：2023 年 9 月 15 日。月经周期第 20 天，情绪好转，夜寐改善。舌质淡，苔薄白，脉细。

【辨证论治】正值经前期，阳长阴消，宜补肾疏肝，并加温肾之淫羊藿、覆盆子以达纯阳之目的。

【处方】益经汤加味。

熟地黄 15g、人参 9g、当归 15g、白术 9g、山药 15g、沙参 15g、炒杜仲 15g、酸枣仁 15g、柴胡 9g、白芍 15g、牡丹皮 15g、盐菟丝子 30g、香附 15g、淫羊藿 15g、覆盆子 15g。14 剂，水煎，早晚分服。

五诊： 2023 年 10 月 1 日。现停经 35 天，胸胁、乳房胀痛，烦躁，夜寐不安，多梦。舌质淡暗，苔薄白，脉弦细。

【辅助检查】 妊娠试验：阴性。

【辨证论治】 月经逾期未潮，考虑血海气机不利，气血运行不畅，故加理气活血之品以增强疏肝理气、活血通络之力。

【处方】 益经汤加味。

熟地黄 15g、人参 9g、当归 15g、白术 9g、山药 15g、沙参 15g、炒杜仲 15g、酸枣仁 15g、柴胡 9g、白芍 15g、牡丹皮 15g、盐菟丝子 30g、香附 15g、淫羊藿 15g、覆盆子 15g、延胡索 15g、青皮 9g。7 剂，水煎，早晚分服。

六诊： 2023 年 10 月 15 日。末次月经：2023 年 10 月 7 日，经量中，经色红，3 天净。现月经周期第 9 天，情绪稳定，腰酸，纳寐尚佳。舌质淡，苔薄白，脉细。

【辨证论治】 月经已至，情绪平稳，肝郁之证得缓。腰酸为肾虚之征，继以理气补肾调经巩固疗效。

【处方】 益经汤加味。

熟地黄 15g、人参 9g、当归 15g、白术 9g、山药 15g、沙参 15g、炒杜仲 15g、酸枣仁 15g、柴胡 9g、白芍 15g、牡丹皮 15g、盐菟丝子 30g、香附 15g、淫羊藿 15g、覆盆子 15g。14 剂，水煎，早晚分服。

七诊： 2023 年 11 月 14 日。末次月经：2023 年 11 月 9 日，经量中，4 日净，经行前稍有下腹坠胀不适，腰酸缓解，无胸胁、乳房胀痛。舌质淡，苔薄白，脉细。

【辅助检查】

①性激素检查：FSH 7.43mIU/ml；LH 9.26mIU/ml；E_2 77.42pmol/L；PRL 12.31μIU/ml；P 0.56ng/ml；T 0.17nmol/L。

②抗米勒管激素（AMH）：0.85ng/ml。

③妇科超声：子宫前位，大小约 49.1mm×26.2mm×35.6mm，形态规则；内膜厚约 4.2mm；左侧卵巢大小约 23.5mm×17.6mm；右侧卵巢大小约 22.4mm×18.7mm。

【辨证论治】经量明显增多，经期恢复正常，冲任充盛，诸症得解，继予疏肝补肾以固本。

【处方】益经汤加味。

熟地黄 15g、人参 9g、当归 15g、白术 9g、山药 15g、沙参 15g、炒杜仲 15g、酸枣仁 15g、柴胡 9g、白芍 15g、牡丹皮 15g、盐菟丝子 30g、香附 15g、淫羊藿 15g、覆盆子 15g。14剂，水煎，早晚分服。

后随访，患者月经逐渐规律，性激素检测正常，腰骶酸痛、潮热盗汗、胸胁、乳房胀痛、郁郁寡欢等症减。目前患者备孕二胎中。

回 医案品析

"上工治未病，应该防微杜渐，欲病救萌"。月经过少常为闭经的先驱表现。本案源于肾精亏虚，癸水不充，肝气不扬，气机不畅，血海不能满盈，虽未闭经，但已有月经过少及月经逾期不至，辨为肾虚肝郁证，方选益经汤补肾疏肝。胞宫藏泻有赖肾阳，阳气不足则气化不利，故加菟丝子补肾助阳以利气化；加入肝、三焦经之香附辛香行散，加强疏肝理气之功。二诊时，以补肾、调肝，兼以宁心为治疗大法，使精血充足，气血调和，阴阳平衡，从而促使月经来潮。三诊时，脾之运化不佳，而肾精充养赖脾之健运，故加理气健脾，助脾运化之品。五诊时，正值经前期，故加延胡索、青皮理气活血，使肝气条达，经血下行。经治后，胞宫、冲任气血调和，月经渐复，卵巢功能复常。

养精种玉汤

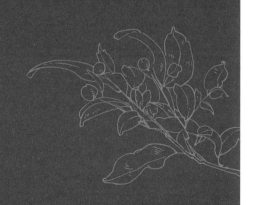

大熟地一两，酒蒸　当归五钱，酒洗

白芍五钱，酒洗　山萸肉五钱，蒸熟

【来源：女科上卷——种子——身瘦不孕】

妇人有瘦怯身躯，久不孕育，一交男子，即卧病终朝。人以为气虚之故，谁知是血虚之故乎？或谓血藏于肝，精涵于肾，交感乃泄肾之精，与血虚何与？殊不知肝气不开，则精不能泄，肾精既泄，则肝气亦不能舒。以肾为肝之母，母既泄精，不能分润以养其子，则木燥乏水，而火且暗动以铄精，则肾愈虚矣。况瘦人多火，而又泄其精，则水益少而火益炽，水虽制火，而肾精空乏，无力以济，成火在水上之卦，所以倦怠而卧也。此等之妇，偏易动火。然此火因贪欲而出于肝木之中，又是偏燥之火，绝非真火也。且不交合则已，交合又偏易走泄，此阴虚火旺不能受孕。即偶尔受孕，必致逼干男子之精，随种而随消者有之。治法必须大补肾水而平肝木，水旺则血旺，血旺则火消，便成水在火上之卦。方用养精种玉汤。

大熟地一两，酒蒸　当归五钱，酒洗　白芍五钱，酒洗　山萸肉五钱，蒸熟

水煎服。三月便可身健受孕，断可种子。此方之用，不特补血而纯于填精，精满则子宫易于摄精，血足则子宫易于容物，皆有子之道也。惟是贪欲者多，节欲者少，往往不验。服此者果能节欲三月，心静神清，自无不孕之理。否则不过身体健壮而已，勿咎方之不灵也。

眉批：服药三月后不受孕，仍照原方加杜仲二钱炒断丝，续断二钱，白术五钱土炒焦，云苓三钱，服数剂后必受孕。

一、原文浅析

原文阐述了身瘦不孕及交感倦怠的病机及证治。傅氏认为，交感嗜卧及难孕育者，非气虚，实为阴血虚，属阴虚火旺证。《格致余论》云："主闭藏者，肾也，司疏泄者，肝也。"肝主疏泄，畅达气机，与肾之闭藏协调，则藏泄通畅有度。肝气郁结，则肾精疏泄失职，房事肾精既泄，精血不足，不能濡养肝木，则肝木郁而不畅。肝在五行属木，肾属水，水生木，肾为肝之母，肾精亏虚不能涵木，木燥肝火灼精，肾虚愈甚，且瘦人多火，房事泄其精，精血更亏而虚火愈灼，水不制火，肾精亏损甚，故倦怠。此类少妇贪欲交感，肝火易动，淫气触动，肾精易泄，阴虚火躁，胞宫不能摄精成孕。即使偶能受孕，恣情纵欲，耗干男精，男精不壮反易于殒堕。

《妇科玉尺求嗣》曰："男子以精为主，女子以血为主，阳精溢泻而不竭，阴血时下而不愆，阴阳交畅，精血合凝，胚胎结而生育滋矣。"治法应当大补肾精、滋养肝血，肾精旺则化血养肝，肝血充足，肝气平和，肝火不生，水火既济。方用养精种玉汤。

养精种玉汤由大熟地、当归、白芍、山萸肉组成。方中大熟地质润入肾，善滋补肾阴养血，填精益髓，为补肾阴之要药；精血同源，当归甘辛温，为补血良药；山萸肉味酸微温质润，补而不峻，补益肝肾，并能涩精，取肝肾同源之意；白芍味酸，主入肝经，常与当归同用养血敛阴。本方非专门补血，而益肾填精，精气充盛后胞宫易摄精，血气充足则胞宫易纳精，此为受孕的基本条件，用三月身体康健而种子受孕。但是生活中贪欲的人多，节欲的人少，常出现用药后效果不明显；若服此药，真能做到节欲三月，清心寡欲、神情不乱，便能自然受孕，否则只能达到身体健壮的效果，而不能怪本方种子不灵验。

二、临证新用

排卵障碍性不孕

—— 西医 ——

女性未避孕，正常性生活至少 12 个月未孕，称为不孕症。女性不孕的因素有排卵障碍、输卵管因素、子宫因素、宫颈因素、免疫因素、不明原因等。

排卵障碍是不孕症的重要原因，占女性不孕的 25% ～ 35%，常见病因包括：①下丘脑病变：如低促性腺激素性无排卵；②垂体病变：如高催乳素血症；③卵巢病变：如多囊卵巢综合征、早发性卵巢功能不全和先天性性腺发育不全、放化疗所致的卵巢功能衰竭等；④其他内分泌疾病：如先天性肾上腺皮质增生症和甲状腺功能异常。

正常排卵是生育的基本条件，正常育龄期女性，在下丘脑、垂体及卵巢轴功能完善的情况下，每月卵巢内有卵泡生成，下丘脑开始分泌 GnRH，使垂体分泌激素增加，促进卵泡发育，进而雌激素分泌增加，随着雌激素逐渐增加，卵泡逐渐发育，接近成熟时卵泡分泌的雌激素到达峰值，从而触发垂体产生大量黄体生成素，形成 LH 和 FSH 峰，在二者共同作用下，促使成熟卵泡排卵。故促使正常排卵是不孕症治疗的主要内容之一。不同类型排卵障碍的病因及助孕方式不同，目前，西医通过诱导排卵促进卵泡发育和排出，但存在受孕率低的情况，以及副作用。

——— 中医 ———

排卵障碍性不孕多责之于肾虚。肾气不足，精不化血，则冲任虚衰；或肾阴虚，精血不足，天癸乏源，血海空虚，胞宫失养；或肾阳亏虚，命门火衰，冲任胞宫失煦，均可致不孕。卵泡是生殖之精，机体阴阳平衡，气血充沛，脏腑功能协调，肾气充盛，卵泡始能正常发育和排出。笔者认为，经后期初期是卵泡发育的重要时期，经行之后，血海空虚，阴血不足，此期重在补肾滋阴养血，使阴血聚集以滋养卵泡，涵养冲任血海，促进卵泡发育，故治疗时主张以补肾滋阴为主，促进卵泡发育，渐至成熟。临证方选以养精种玉汤加味组成的助孕I号方，临床疗效突出。

助孕I号方由养精种玉汤加山药、白术、菟丝子、覆盆子、鹿角霜、香附而成。方中熟地黄、当归补肾养血益精；山萸肉补肝肾涩精；山药甘平，补肾气，滋养肾阴，平补肺、脾、肾三经，《本草纲目》言其"益肾气，健脾胃"。四药合用，滋肾养血填精，调补冲任，充盈血海，从而促进卵泡生长。血肉有情之品鹿角霜，善补肝肾，益精血，又禀纯阳之质，含生发之气，补肾阳以阴中求阳；覆盆子《本草备要》曰其"益肾脏而固精，补肝虚而明目"，与山萸肉同用，增强补肾固精之效；菟丝子辛以润燥，甘以补虚，为平补阴阳，安固胎元之品，补肾阳，益肾精；当归甘温而润，补血养血，白芍性凉而滋，补血敛阴，两药合用，养血补血之功最良。白术甘苦温，益气健脾，燥湿，安胎，《本草通玄》谓其"补脾胃之药，更无出其右者，土旺则能健运"；香附疏肝解郁，理气调中，为气中血药，使补而不滞。二药共达健脾疏肝，阴血得复之功。全方共奏滋肾养精、冲任和资之效。"不特补血，而纯于填精，精满则子宫易于摄精，血足则子宫易于容物，皆有子之道也。"

三、典型医案

医案一：不孕症；月经先期

马某，女，33岁。2024年1月30日初诊。

【主诉】流产后未避孕未孕1年，伴月经提前。

【现病史】4次不良孕史，末次于2022年6月因胎停育行人工流产术。近1年性生活规律，未避孕而未再孕，曾服用来曲唑促排卵，超声监测卵泡发育较差。男方相关检查无异常。平素月经规律，近1年来，月经周期20～22天，经期5天，经量偏少，色红，无痛经。末次月经：2024年1月24日。现月经周期第7天，腰膝酸软，阴道干涩，潮热汗出，倦怠，纳寐好，二便调。舌红，脉沉细数。

【既往史】体健。

【婚育史】29岁结婚。G_5P_1。胎停育2次；生化妊娠2次；顺产1次。

【妇科检查】

外阴：已婚已产型。

阴道：通畅，分泌物量少，色白。

宫颈：光滑。

宫体：后位，正常大小，活动度适中，无压痛。

附件：双侧附件区未扪及明显异常。

【辅助检查】

①输卵管造影：双侧输卵管通畅。

②白带常规：未见明显异常。

③男方精液常规：精子计数、存活率及活力均正常。

【诊断】

①西医诊断：继发性不孕症；月经失调。

②中医诊断：不孕症；月经先期（阴虚血热证）。

【辨证论治】 阴虚内热，虚火内蕴，故不孕；肾阴亏虚，冲任不足，故经血量少；阴虚生内热，热伏于冲任，而经行提前；肾阴亏虚，腰府、阴部失养，故腰膝酸软，阴道干涩；潮热汗出，舌红，脉沉细数均为阴虚血热之象。此时正值经后期，胞宫宜藏，当补肾滋阴清热。

【处方】 助孕Ⅰ号方加味。

熟地黄15g、白芍15g、当归9g、山萸肉12g、山药15g、白术15g、菟丝子15g、覆盆子15g、香附9g、丹参20g、石斛9g、黄芩15g、生地黄15g。7剂，水煎，早晚分服。

【西药】 来曲唑：5mg，1次/日，口服，连用5天。

二诊：2024年2月7日。现月经周期第15天，潮热汗出好转。舌淡红，脉沉细数。

【辅助检查】

妇科超声：子宫内膜厚约 7.1mm；右卵巢大小约 30.9mm×20.6mm，内可见 18.0mm×16.6mm 无回声区。

【辨证论治】卵泡发育好，此为"的候"，为阴阳转化阶段，当活血化瘀，促使由阴转阳，以利卵泡排出。

【中成药】桂枝茯苓胶囊：3 粒/次，3 次/日，口服，连服 3 天。

三诊：2024 年 2 月 17 日。现月经周期第 25 天，阴道干涩、倦怠症减。舌淡红，脉沉细。

【辅助检查】

妇科超声：子宫内膜厚约 10mm；右侧卵巢内可见囊性回声区。提示：右卵巢黄体？

【辨证论治】卵泡已排出，正值经前期，阴盛阳生，万物生发，治当补肾调经种子。

【处方】坐胎方加减。

黄芪 15g、当归 9g、白术 12g、仙茅 12g、淫羊藿 15g、枸杞子 15g、鹿角霜 15g、巴戟天 15g、香附 12g、苍术 12g、甘草 6g、党参 12g。7 剂，水煎，早晚分服。

四诊：2024 年 3 月 2 日。停经 30 天，腰部酸困，下腹憋胀不适。舌淡红，脉细滑。

【辅助检查】

尿早孕试验（患者自测）：阳性。

【辨证论治】胎孕已成，有腰酸腹坠之肾气不足之候，且屡堕伤肾，证属肾虚，予补肾益气安胎治疗。

【处方】寿胎丸合泰山磐石散加减。

桑寄生 15g、杜仲 15g、炒菟丝子 15g、阿胶 9g、丹参 6g、太子参 15g、白术 12g、炒白芍 15g、熟地黄 15g、续断 15g、覆盆子 15g、炒黄芩 12g、炙甘草 6g、砂仁 6g、黄芪 9g、酸枣仁 15g、百合 15g。14 剂，水煎，早晚分服。

停经 38 天时行妇科超声，提示宫内孕囊样光环，大小约 8mm×6mm。

后随访，妊娠 39 周经阴道顺利分娩一男婴。

⊡ 医案品析

《傅青主女科·种子》曰："夫胎之成，成于肾脏之精。"《诸病源候论·妇人妊娠诸候上》载："妊娠数堕胎候……其母有疾以动胎。"本案患者屡孕屡堕伤肾，耗损真阴，致肾阴不足，卵泡发育不良而不孕，方选助孕Ⅰ号方加味，重在补肾养阴填精，促进卵泡发育与成熟。加用黄芩、生地黄、牡丹皮以清热养阴；丹参补血活血。肾阴渐长达重阴，卵泡接近成熟之际，予桂枝茯苓丸活血行气破卵，使阴阳顺利转化后予补肾种子而孕成。

孕后积极补肾安胎，固摄胎元，并动态观察母体及胎元情况，保胎超过既往堕胎孕周，终顺产得子。

医案二：不孕症；多囊卵巢综合征；月经后期

程某，女，33 岁。2019 年 1 月 1 日初诊。

【主诉】月经推后而行数年，未避孕未孕 3 年。

【现病史】平素月经不规律，周期 1～4 个月，经期 7 天，量偏少，色红，无痛经，常自行口服黄体酮维持经行。末次月经：2018年11月9日。前次月经：2018年9月8日。结婚3年，性生活正常，未避孕未孕。男方检查无异常。近半年于当地医院口服来曲唑促排卵，卵泡未成熟。现停经2月余，腰部酸困不适，带下量少，阴道干涩，五心烦热，纳寐好，小便调，大便秘结，5～6日一解。形体消瘦，痤疮，多毛。舌红，少苔，脉沉细数。

【既往史】2017年曾行宫颈锥切术（LEEP术）。

【婚育史】30岁结婚，G_0P_0。

【妇科检查】

外阴：已婚型，阴毛重。

阴道：通畅，分泌物量少。

宫颈：LEEP术后。

宫体：后位，正常大小，活动度适中，无压痛。

附件：双侧附件区未扪及明显异常。

【辅助检查】

①输卵管造影（2016年）：双侧输卵管通畅。

②TCT（2018年10月体检查）：轻度炎症。

③HPV（2018年10月体检查）：阴性。

④妇科超声：子宫大小正常；内膜厚约8.2mm；双侧卵巢呈多囊样改变，较大的卵泡约3.8mm×2.1mm。

⑤基础体温测定：无明显双相。

⑥男方精液常规：计数、存活率及活力均正常。

【诊断】

①西医诊断：原发性不孕症；多囊卵巢综合征。

②中医诊断：不孕症；月经后期（阴虚血热证）。

【辨证论治】精血不足，血海、冲任亏虚，虚火内生，故婚久不孕；阴虚血少，冲任、血海不能按时满溢，故月经后错；形体消瘦，带下量少，阴道干涩，五心烦热，为阴虚火旺之征；便秘为津亏肠燥之候；火热上扰熏蒸于面而致痤疮。属阴虚血热证，当滋阴清热。已停经2个月，当因势利导以通经为首。

【处方】瓜石六味汤加味。

瓜蒌15g、石斛15g、生地黄15g、瞿麦15g、玄参15g、麦冬15g、车前子9g、益母草15g、泽兰叶15g、牛膝15g。10剂，水煎，早晚分服。

二诊：2019年2月3日。末次月经：2019年1月30日。现月经周期第5天，经量少，经色暗红。痤疮、腰部酸困明显改善，纳寐好，小便调，大便隔日一次。舌红，苔薄白，脉沉细数。

【辨证论治】热已减，此时值经后期，血海空虚，子宫宜藏，治以补肾滋阴，养血助卵为主。

【处方】助孕Ⅰ号方加味。

生地黄15g、白芍15g、当归9g、山萸肉12g、山药15g、白术15g、菟丝子15g、覆盆子15g、香附9g、丹参10g、车前子15g、茺蔚子10g、巴戟天10g、肉苁蓉10g。14剂，水煎，早晚分服。

【西药】来曲唑：5mg，1次/日，口服，连用5天。

三诊：2019年2月16日。现月经周期第18天，带下量中，无阴道干涩，纳寐好，二便调。舌红，苔薄白，脉沉细。

【辅助检查】

①妇科超声（卵泡监测）（2019 年 2 月 11 日）：子宫内膜厚约 4.5mm；右卵巢大小约 25mm×24mm，内可见 12mm×11mm 无回声区。

②妇科超声（卵泡监测）（2019 年 2 月 13 日）：子宫内膜厚约 6.1mm；右卵巢大小约 27mm×25mm，内可见 18mm×17mm 无回声区。

③妇科超声（卵泡监测）（2019 年 2 月 16 日）：子宫内膜厚约 7.1mm；右卵巢大小约 28mm×25mm，内可见囊性回声区。提示：右卵巢内黄体？

【辨证论治】卵泡已排，值经前期阳渐长达重阳，治疗当以补肾种子为法。

【处方】坐胎方加减。

黄芪 15g、当归 9g、白术 12g、仙茅 12g、淫羊藿 15g、枸杞子 15g、鹿角霜 15g、巴戟天 15g、香附 12g、苍术 12g、甘草 6g、党参 12g。7 剂，水煎，早晚分服。

四诊： 2019 年 3 月 5 日。末次月经：2019 年 2 月 28 日。现月经周期第 5 天，带下量中，无阴道干涩，五心烦热明显好转。舌红，苔薄白，脉沉细。

【辨证论治】此时值经后期，血海空虚，血室已闭，胞宫宜藏而不泻，继予补肾滋阴，养血助卵。自舌象知热象未减，故加清热之品。

【处方】助孕 I 号方加味。

生地黄 15g、白芍 15g、当归 9g、山萸肉 12g、山药 15g、白术 15g、菟丝子 15g、覆盆子 15g、香附 9g、丹参 10g、车前子 15g、茺蔚子 10g、巴戟天 10g、肉苁蓉 10g、黄芩 15g。10 剂，水煎，早晚分服。

【西药】来曲唑：5mg，1 次 / 日，口服，连用 5 天。

五诊：2019 年 3 月 16 日。现为月经周期第 16 天，带下量中，呈拉丝状，无阴道干涩，无腰酸，面部痤疮改善，纳寐好，二便调。舌淡红，苔薄白，脉沉滑。

【辅助检查】

①妇科超声（卵泡监测）（2019 年 3 月 10 日）：子宫内膜厚约 4mm；左卵巢大小约 28mm×24mm，内可见 14mm×13mm 无回声区。

②妇科超声（卵泡监测）（2019 年 3 月 15 日）：子宫内膜厚约 6.6mm；左卵巢大小约 28mm×25mm，内可见 20mm×18mm 无回声区。

③妇科超声（卵泡监测）（2019 年 3 月 16 日）：子宫内膜厚约 8.0mm；左卵巢大小约 27mm×25mm，内可见囊性回声区。提示：左卵巢内黄体?

【辨证论治】卵泡渐长至成熟后排出，内膜同步增厚，当健脾补肾，种子助孕。

【处方】坐胎方加减。

黄芪 15g、当归 9g、白术 12g、仙茅 12g、淫羊藿 15g、枸杞子 15g、鹿角霜 15g、巴戟天 15g、香附 12g、苍术 12g、甘草 6g、党参 12g。7 剂，水煎，早晚分服。

六诊：2019 年 4 月 10 日。现停经 42 天，轻度恶心，无腹痛、腰酸及阴道出血。舌淡红，苔薄白，脉细滑。

【辅助检查】

①基础体温（BBT）：持续高温相已 20 天。

②血清 HCG：6035mlU/ml。

③腹部超声：宫内早孕。

【辨证论治】胎孕已成，轻度恶心为阴血聚于下，冲脉气盛，胃气不和之象，属正常，宜调饮食，适劳逸。

后随访，孕期未见明显异常，妊娠 38 周经阴道顺利分娩一活婴，体重 3300g，体健。

🔲 医案品析

本案患者为本虚标实证。精血亏虚，肾阴不足为本，血热为标。遵循"急则治其标"的原则，在一诊时，应用瓜石六味汤加活血药物以清热活血通经治其标。方中瓜蒌性甘，养精润燥；石斛滋阴清热，益胃生津；玄参、麦冬、生地黄三者养阴增液；益母草、泽兰叶活血通经；瞿麦、车前子、牛膝三者合用清热活血通经。二诊为经后期，标证已减大半，故选用助孕Ⅰ号方以补肾填精，促卵泡发育及成熟。方中加丹参活血化瘀；巴戟天、肉苁蓉温补肾阳以阳中求阴；四诊时，加黄芩清热消痤。诸药合用，使血热得清，阴精滋长，卵泡发育成熟。氤氲之期，则加活血之品促进阴阳转化；经前期予坐胎方加味补肾助阳种子，顺而施之，胎孕乃成。

医案三：多囊卵巢综合征；不孕症；月经后期

张某，女，30岁。2023年12月24日初诊。

【主诉】月经推后数年，未避孕未孕2年。

【现病史】结婚2年，性生活正常，未避孕未孕。曾辗转就诊于多家医院治疗，仍未孕。平素月经不规律，时有推后，周期1~3个月，经期7天，经量中，经色暗红，有血块，无痛经。末次月经：2023年10月20日。现停经2月余，带下量多，纳眠好，二便调。体胖，多毛，舌胖有齿痕，苔白，脉沉滑。

【既往史】既往体健。

【婚育史】28岁结婚。G0P0。

【妇科检查】

外阴：已婚式。

阴道：通畅，分泌物量中，色白。

宫颈：柱状上皮轻度异位。

宫体：前位，正常大小，活动度适中，无压痛。

附件：双侧附件区未扪及明显异常。

【辅助检查】

①输卵管造影：双侧输卵管通畅。

②妇科超声：子宫大小正常；内膜厚8.8mm，回声不均匀；双侧卵巢呈多囊改变，右侧卵巢内可见约8.8mm×7.6mm无回声区。

③精液常规：计数、存活率及活力均正常。

【诊断】

①西医诊断：多囊卵巢综合征；原发性不孕症。

②中医诊断：不孕症；月经后期（脾虚痰湿证）。

【辨证论治】胖人多痰，加之脾虚运化失职，水湿停滞，痰湿交结，胞宫藏泻失司，月经不能按时来潮，胞脉不通，故婚久不孕。痰湿下注，伤及任、带二脉，故带下量多。舌胖有齿痕，苔白，脉沉滑为脾虚痰湿之象。治宜健脾祛湿，化痰调经。现当因势利导以通经为首。

【处方】苍附导痰汤加减。

苍术 15g、香附 15g、陈皮 9g、半夏 9g、茯苓 15g、胆南星 6g、丹参 15g、赤芍 15、川牛膝 15g、红花 9g、益母草 15g、车前子 15g、甘草 6g。14 剂，水煎，早晚分服。

【西药】黄体酮胶囊：100mg，2 次 / 日，口服，连用 5 天。

二诊：2023 年 1 月 24 日。末次月经：2023 年 1 月 16 日。现月经周期第 8 天，带下量中，色白，纳寐好，二便调，齿痕舌，苔薄白，脉沉。

【辨证论治】舌之脾虚湿盛之象减，正值经后期，血海空虚，阴精不足，子宫宜藏，治以补肾滋阴，养血助卵。

【处方】助孕 I 号方加味。

熟地黄 15g、白芍 15g、当归 9g、山萸肉 12g、山药 15g、白术 15g、菟丝子 15g、覆盆子 15g、香附 9g、丹参 20g、知母 9g、麦冬 15g、石斛 9g、黄精 15g。7 剂，水煎，早晚分服。

【西药】来曲唑：5mg，1 次 / 日，口服，连用 5 天。

三诊：2023 年 2 月 1 日。月经周期第 15 天，带下清稀，呈拉丝状。齿痕舌，苔薄白，脉沉。

【辅助检查】

妇科超声（卵泡检测）：子宫内膜厚约 8.1mm，右卵巢大小约 31.8mm×20.2mm，内可见大小约 17.2mm×14.7mm，16.6mm×13.0mm 的较大卵泡：。

【辨证论治】近氤氲之期，阴阳转化阶段，将重阴转阳，当活血化瘀，阴盛阳动以促卵泡排出。

【中成药】桂枝茯苓胶囊：3 粒，3 次/日，口服，连服 3 天。

四诊：2023 年 2 月 29 日。现停经 45 天，无下腹疼痛、腰酸及阴道出血。舌淡胖，苔薄白，脉细滑。

【辅助检查】

①实验室检查：HCG 8719nmol|L；P 33.05ng/ml；E₂ 708.43pg/ml。

②超声检查：宫腔内可见两个孕囊样光环。

【辨证论治】双胎成，舌象示脾虚证仍存，故宜健脾益气安胎为治。

后随访，孕期顺利，妊娠 36 周经剖宫产顺利分娩二活婴。

📖 医案品析

本案患者属脾虚痰湿证所致不孕。脾虚不能运化水湿，痰湿内阻胞宫，阻碍卵泡发育成熟及排出。一诊应用苍附导痰汤合免怀汤加减以健脾祛痰，活血调经。方中苍术燥湿健脾，香附理气散结，二者合用开下焦经脉之痰；陈皮、半夏、茯苓健脾祛湿化痰；胆南星辛烈，走经络，祛痰通血脉；丹参、牛膝、红花、赤芍活血祛瘀，引血下行；益母草、车前子活血通经利水；甘草调和诸药。经后期时，选助孕Ⅰ号方以滋肾养血填精，调补冲任，加知母、麦冬、石斛、黄精增强补肾养阴填精之功，使精血充足，卵泡发育。待卵泡发育成熟，择氤氲"的候"合阴阳，最终胎孕成。

来曲唑是新一代高选择性的芳香化酶抑制剂，作为一线促排卵药物在临床中的应用普遍。来曲唑可通过限制芳香化酶的作用降低体内雌激素水平，消除雌激素对下丘脑－垂体－卵巢轴的负反馈。在消除负反馈后，垂体会增加卵泡刺激素的分泌，能够推动单个卵泡发育及成熟，改善子宫内膜容受性，提高卵巢对性激素的反应能力。然而，采用来曲唑治疗，对改善痤疮、多毛、月经失调，以及提升妊娠率效果有限。笔者体会，采用中西医结合治疗，可显著缩短疗程，增强疗效，提高受孕率。

加味补中益气汤

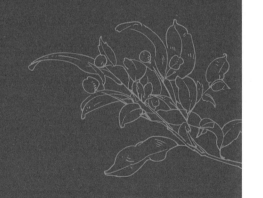

人参三钱　黄芪三钱，生用　柴胡一钱

当归三钱，酒洗　白术一两，土炒　升麻四分

陈皮五分　茯苓五钱　半夏三钱，制

【来源：女科上卷——种子——肥胖不孕】

妇人有身体肥胖，痰涎甚多，不能受孕者。人以为气虚之故，谁知是湿盛之故乎。夫湿从下受，乃言外邪之湿也。而肥胖之湿，实非外邪，乃脾土之内病也。然脾土既病，不能分化水谷以养四肢，宜其身躯瘦弱，何以能肥胖乎？不知湿盛者多肥胖，肥胖者多气虚，气虚者多痰涎，外似健壮而内实虚损也。内虚则气必衰，气衰则不能行水，而湿停于肠胃之间，不能化精而化涎矣。夫脾本湿土，又因痰多，愈加其湿。脾不能受，必浸润于胞胎，日积月累，则胞胎竟变为汪洋之水窟矣。且肥胖之妇，内肉必满，遮隔子宫，不能受精，此必然之势也。况又加以水湿之盛，即男子甚健，阳精直达子宫，而其水势滔滔，泛滥可畏，亦遂化精成水矣，又何能成妊哉。治法必须以泄水化痰为主。然徒泄水化痰，而不急补脾胃之气，则阳气不旺，湿痰不去，人先病矣。乌望其茹而不吐乎！方用加味补中益气汤。

人参三钱　黄芪三钱，生用　柴胡一钱　当归三钱，酒洗　白术一两，土炒　升麻四分　陈皮五分　茯苓五钱　半夏三钱，制

水煎服。八剂痰涎尽消，再十剂水湿利，子宫涸出，易于受精而成孕矣。其在于昔，则如望洋观海；而在于今，则是马到成功也。快哉！此方之妙，妙在提脾气而升于上，作云作雨，则水湿反利于下行。助胃气而消于下，为津为液，则痰涎转易于上化。不必用消化之品以损其肥，而肥自无碍；不必用浚决之味以开其窍，而窍自能通。阳气充足，自能摄精，湿邪散除，自可受种。何肥胖不孕之足虑乎！

一、原文浅析

原文论述了妇人多痰肥胖不孕的基本病机及治法方药。傅氏认为肥胖妇人婚久不孕并非单纯气虚，而是脾虚湿盛。外邪之湿从下侵袭，故胖人之湿非外感之邪，实为内生湿浊。《黄帝内经》有云："诸湿肿满，皆属于脾"，湿浊阻滞，久必伤脾。脾虚难以运化水谷精微，不能濡养四肢，本应身怯。之所以肥胖，乃因脾虚失于运化水湿，湿聚成痰，痰湿内壅。且胖人喜静少动致气机不利，津液疏布障碍，聚而成湿，饮聚成痰，故肥人多痰。痰湿中阻，脾失健运不能为胃行其津液，加重湿浊，如此往复，脾虚更甚，故胖人虽形壮实则虚损。内虚气不足，而水化于气，气衰则水停，阻滞于中焦，脾不散精，成饮、成痰。痰为阴邪，易阻遏气机，损伤阳气，其性黏滞易袭阴位，导致痰湿下注，阻滞冲任经脉气血的运行，水津下注子宫，日积月累，壅塞胞宫。且肥胖妇人，阴道、子门必定肥厚而遮隔子宫，子宫不能摄精受纳，水湿壅盛，即使男子健壮，阳精达入胞宫也亦随水溶精化水，又如何能妊娠呢？不孕是必然的趋势。

本病究其根本病机是脾气亏虚，痰湿内聚，冲任失调，故脾虚为本，痰湿内蕴为标。痰湿病"泄水化痰"的治法并不适用于本病。治法当补益脾胃之土，土自生气，中焦气机得畅，气足则痰自消，水湿得化，冲任得调，经血得行，终能摄精成孕。

补中益气汤为金元四大家之补土派李东垣所创，原方记载于《内外伤辨惑论》，方用黄芪（劳役病热甚者一钱），甘草（炙）各五分，人参去芦、升麻、柴胡、橘皮、当归身（酒洗）、白术各三分。而傅氏所选用的加味补中益气汤则是在李氏原方基础上重用白术至一两，加用茯苓和半夏组成，重在健脾化痰。方中人参、黄芪补气以助脾运，健运中焦；佐以柴胡、升麻一左一右升提肝脾之气；重用白术健脾祛湿；又加以茯苓、半夏、陈皮健脾理气，运化水湿；当归养血活血，取"血为气之母"之意，使血足而气旺，气充而有根；甘草补脾益气，调和诸药。

原文中论本方药效，八剂可消痰涎，十剂可利水祛湿，使子宫显露，恢复正常功能，易于受精成孕。全方妙在升提脾阳之清气，清气化水谷以散精，使湿浊更能从下利出；资助胃气以下消腐食，泌糟粕而蒸津液，使痰涎之液转上而蒸化。没有用消导之药物、浚决之味，却达到了治痰湿之标，除痰涎壅滞，杜生痰之源的效果。再十剂后方加杜仲一钱半（炒断丝），续断钱半（炒），补其命门之火，生殖之本，为受孕做好了充分准备。

二、临证新用

多囊卵巢综合征

———————————— 西医 ————————————

多囊卵巢综合征（PCOS）是常见的女性生殖内分泌代谢性疾病，以月经稀发甚至闭经、不孕、雄激素过高或持续无排卵或卵巢多囊样改变为主要特征，常伴有胰岛素抵抗和肥胖。其发病机制目前还未完全明确。近年来，多囊卵巢综合征的发病率逐年上升，其不孕、不良妊娠结局的概率也较高，远期易诱发糖尿病、子宫内膜癌和心血管疾病等，严重影响患者的生命质量、生育及远期健康。

多囊卵巢综合征的诊断标准主要有三个，目前应用比较广泛的是 2003 年由欧洲人类生殖与胚胎学会 / 美国生殖医学学会共同制定的鹿特丹诊断标准：①高雄激素的临床表现和（或）高雄激素血症；②稀发排卵或无排卵；③卵巢多囊样改变（单侧或双侧卵巢直径 2 ～ 9mm，卵泡数 ≥ 12 个）或卵巢体积 ≥ 10ml（卵巢体积 =0.5 × 长 × 宽 × 厚）。以上三个条件中满足两个，并排除其他引起排卵障碍或高雄激素生化 / 临床表现的疾病。

目前临床中，西医主要通过口服激素类药物调整月经周期和促排卵治疗，部分患者口服药物无效且有手术指征时予以手术治疗等。单纯使用西药及手术治疗存在子宫内膜容受性差、妊娠率低、卵巢过度刺激综合征发生率高等诸多问题。

多囊卵巢综合征根据临床表现，可归属于中医学"月经后期""崩漏""月经量少""闭经""不孕"等范畴。大量研究表明，中医药在治疗多囊卵巢综合征导致的不孕中充分发挥其辨证论治的优势，不仅可以改善临床症状，调理体质，且在促进卵泡生长，减少并发症，促进受精卵着床等多个方面都具有独特的优势。笔者认为，临床中多囊卵巢综合征不孕患者多属脾虚痰湿证，以本虚标实为主。

若素体脾虚，加之饮食不节，嗜食寒凉生冷、膏粱肥甘之品，阻碍脾运，或肾阳不足，脾土失煦，终致脾虚水湿运化失常，水湿凝聚成痰，痰湿日久不化，膏脂充溢，浸淫肌肤，可流注于人体四肢百骸，泛溢全身发为肥胖；痰湿下注，日久成瘀，痰瘀阻滞，壅塞冲任、胞宫，日久渐成癥瘕，则卵巢包膜增厚，体积增大，卵子无法顺利排出而成卵巢多囊样改变；痰瘀阻滞胞脉，冲任不通，经血不得下行，血海不能按时满盈，则月事不调，甚则影响两神相搏而致不孕。

笔者临证中，对于多囊卵巢综合征不孕脾虚痰湿证患者常以加味补中益气汤为基础方进行加减治疗，得到了较好的临床反馈。原方精简效宏，临证时若见腰痛、膝软者，加续断、杜仲补肾强腰膝；若见月经量少，甚或闭经、不孕，小腹刺痛者，则加桃仁、红花、丹参、蒲黄、五灵脂等化瘀通络，并加牛膝引药下行以达病所；若服药后便溏者，则当归减量，另倍白术以健脾止泻；若见白带量多、色黄质稠者，合用四妙散以清利湿热；脘闷呕恶者，加砂仁、木香醒脾理气和胃。

三、典型医案

医案一：多囊卵巢综合征；不孕症；月经量少

张某，女，30岁。2023年12月12日初诊。

【主诉】月经稀少数年，未避孕未孕2年。

【现病史】15岁月经初潮，平素月经不规律，周期30～60天，经期5～7天，经量少，经色暗红，有血块，偶有经行腹痛。结婚2年，性生活正常，未避孕而未孕。男方生育相关检查均无异常。末次月经：2023年11月23日，经量少，经色暗红，有血块。现月经周期第20天，身乏倦怠；带下量多，色白，无异味；纳寐好，二便调。形体肥胖，舌质淡胖，苔白，边有齿痕，脉弦细滑。

【既往史】既往体健，否认传染病史、过敏史及外伤史。

【婚育史】已婚，G_0P_0。

【妇科检查】

外阴：已婚未产型。

阴道：通畅，分泌物量多，色白，无异味。

宫颈：肥大，轻度柱状上皮异位。

子宫：前位，大小约50mm×40mm，质地中等，无压痛。

附件：双侧附件区未触及明显异常。

【辅助检查】

①妇科超声：子宫大小正常；内膜厚约5.3mm，回声不均；双卵巢呈多囊样改变。

②性激素检查：FSH 3.73mIU/ml、LH 10.8mIU/ml、E$_2$ 39.32pg/ml、PRL 9.61ng/ml、P 0.93ng/ml、T 0.78ng/ml。

③白带常规：未见异常。

④男方精液常规：未见异常。

【诊断】

①西医诊断：多囊卵巢综合征；不孕症。

②中医诊断：不孕症；月经量少（脾虚痰湿证）。

【辨证论治】肥人多气虚，气虚脾失健运，痰脂湿浊向下阻滞冲任，造成无法"月事以时下"，日久则致不孕。身乏倦怠，带下量多、色白，舌质淡胖，苔白，边有齿痕，脉弦细滑，辨证为脾虚痰湿证，治宜化痰祛湿、健脾益气。

【处方】加味补中益气汤加减。

黄芪 10g、升麻 3g、炙甘草 6g、人参 9g、陈皮 9g、北柴胡 6g、白术 12g、当归 12g、茯苓 10g、半夏 9g、盐杜仲 15g、续断片 15g、桑寄生 15g、盐巴戟天 15g、盐菟丝子 30g、丹参 20g。7 剂，水煎，早晚分服。

【西药】地屈孕酮片：10mg，2 次 / 日，口服，共服 7 天。

嘱患者科学减重。

二诊：2023 年 12 月 27 日。服药后，月经于 2023 年 12 月 25 日来潮，现月经周期第 3 天，经量较少，身倦稍减轻。舌质淡胖，苔白，边有齿痕，脉细滑。

【辨证论治】身倦减轻，治疗有效。正值经期，仍经量少，宜因势利导、活血理气，加通经理气之品。

【处方】加味补中益气汤加减。

黄芪 10g、升麻 3g、炙甘草 6g、人参 9g、陈皮 9g、北柴胡 6g、白术 12g、当归 12g、茯苓 10g、半夏 9g、盐杜仲 15g、续断片 15g、桑寄生 15g、盐巴戟天 15g、盐菟丝子 30g、丹参 20g、桃仁 9g、红花 9g、益母草 30g、枳壳 15g。7 剂，水煎，早晚分服。

三诊：2024 年 1 月 4 日。末次月经：2024 年 12 月 25 日。现月经周期第 11 天，经净 4 天。带下量中色白，身倦减轻。舌质淡胖，苔白，边有齿痕，脉细滑。

【辅助检查】输卵管造影检查：双侧输卵管通畅。

【辨证论治】值经后期，胞宫、血海空虚，子宫藏而不泻，宜加滋阴补肾之品以达重阴之效，助卵泡发育。

【处方】加味补中益气汤加减。

黄芪 10g、升麻 3g、炙甘草 6g、人参 9g、陈皮 9g、北柴胡 6g、白术 12g、当归 12g、茯苓 10g、半夏 9g、盐杜仲 15g、续断片 15g、桑寄生 15g、盐巴戟天 15g、盐菟丝子 30g、丹参 20g、石斛 15g、麦冬 15g。14 剂，水煎，早晚分服。

四诊：2024 年 2 月 1 日。末次月经：2024 年 1 月 21 日。现月经周期第 12 天，带下量中等、色白。纳寐好，已减重 2kg，身倦明显好转。舌质淡红，苔薄白，脉弦滑。

【辅助检查】

妇科超声（卵泡监测）：子宫内膜厚约 7.9mm；右卵巢大小约 31.8mm×20.2mm，内可见大小约 11.5mm×9.3mm 的优势卵泡；左卵巢大小约 27.7mm×17.3mm。

【辨证论治】察其舌脉，痰湿之像好转，体重、身倦俱减，又值经后排卵前期，肾中阴精逐渐充沛，宜补肾填精助孕，进一步促进卵泡成熟。

【处方】助孕Ⅰ号方。

熟地黄 15g、山药 15g、山萸肉 6g、当归 15g、白芍 15g、白术 15g、菟丝子 15g、覆盆子 15g、鹿角霜 15g、知母 9g、麦冬 15g、石斛 9g、黄精 15g。7 剂，水煎，早晚分服。

五诊：2024 年 2 月 7 日。现月经周期第 18 天，带下量多，色白，呈"锦丝状"，稍感疲累。舌质淡红，苔薄白，脉弦滑。

【辅助检查】

妇科超声（卵泡监测）：子宫内膜厚约 13.4mm；右卵巢大小约 35.7mm×23.9mm，内可见大小约 17.2mm×19.7mm 和 16.6mm×13.0mm 的优势卵泡；左卵巢大小约 31.7mm×18.2mm。

【辨证论治】此前连服方药调养助孕，现"锦丝状"带下表明正值经间"氤氲之时"，肾气充足，冲任气血畅达，卵泡成熟，故予活血通络破瘀之方，促进卵泡排出。

【处方】

桃仁 12g、红花 6g、赤芍 15g、丹参 15g、皂角刺 15g、香附 9g、陈皮 9g、川楝子 9g、桂枝 6g。3 剂，水煎，早晚分服。

【中成药】血府逐瘀丸：6g/ 次，2 次 / 日，口服。

六诊：2024 年 3 月 1 日。末次月经：2024 年 1 月 21 日。现停经 41 天，感下腹部坠胀伴腰酸，纳寐尚可，二便正常。舌质淡红，苔薄白，脉细滑。

【辅助检查】

实验室检查（2024 年 2 月 29 日查）：HCG 8719mIU/ml，E_2 708.43pg/ml，P 33.05ng/ml。

【诊断】早孕、胎动不安（肾虚证）。

【辨证论治】月经过期未至，实验室检验提示 HCG 升高。胎孕已成，考虑患者多囊不孕病史日久，恐有流产之患，故收住院保胎治疗。

七诊：2024 年 3 月 20 日。来院复诊，余无不适。

【腹部彩超】宫内早孕，双孕囊，均可见心管搏动。

【辨证论治】宫内双胎，无任何不适，安胎即可。

嘱患者归家安胎，不适随诊。

🔖 医案品析

万全在《万氏妇人科·调经章》中描述："挟痰者，痰涎壅滞，血海之波不流，故有过期而经始行，或数月经一行，乃为浊、为滞、为经闭、为无孕之病"。本案患者属脾虚痰湿证之不孕，故治以健脾益气、祛湿化痰，方予加味补中益气汤加味。人参补气却又无刚燥之弊；黄芪补益中土，温养脾胃，凡中气不振，脾土虚弱，清气下陷者，为最宜。人参、黄芪共为君药补脾益气。柴胡升气，升麻提气，两者合用升举脾胃之气，以助君药之效；白术健脾去湿，为后天培土圣药；茯苓能开胃腑，调脏气；半夏、陈皮理气和胃，燥湿化痰，补而不滞；当归辛香而润，香则走脾，润则补血，故益脾弱妇人。诸药合用，气虚得补，气陷能升，脾胃运化顺畅，痰湿自去，全方补脾化痰利水之功显矣。肾主生殖，故加杜仲、巴戟天、续断温补肝肾；菟丝子双补肾阴肾阳；桑寄生补肝肾，强筋骨，安胎元；丹参一味活血通经，促使经行顺畅。二诊时为行经期，血室正开，子宫泻而不藏，以下行为顺，故合理气活血通经之品。经治两月，痰湿已大减，舌脉正常，用助孕Ⅰ号方加石斛、黄精、麦冬、知母以补肾滋阴、养血助孕。待卵泡成熟时，自拟活血通络破瘀之方破卵。方中桃仁、红花、赤芍、丹参活血破瘀；香附、皂角刺活血，理气，通络；陈皮、川楝子疏肝理气健脾；加桂枝一味鼓舞阳气，使阳动有力，阴充阳旺；再联合血府逐瘀丸活血行气破卵，嘱患者把握时机，顺势而为则胎孕乃成。

地屈孕酮片是一种接近天然的孕激素药物，通常来讲，对于月经不规律者，在医师指导下，正确服用地屈孕酮片5～7天后停药，便可导致患者体内孕激素水平下降，子宫内膜失去高孕激素的支持，从而出现月经来潮。本案患者经期错后，婚久不孕，欲行输卵管造影术，故首诊加用地屈孕酮片达撤退性出血之目的，加速月经来潮，待经后3～7天内行输卵管造影术，评估患者盆腔、子宫腔及输卵管的整体情况。

医案二：多囊卵巢综合征；不孕症；月经后期

刘某，女，30岁。2024年5月9日初诊。

【主诉】月经稀发7年，未避孕未孕5年余。

【现病史】14岁月经初潮，近7年月经渐不规律，周期35～50天，经期5～10天，经量中，经色红，无血块，不伴经行腹痛。结婚5年余，性生活正常，因多囊卵巢综合征不孕曾多次就诊于西医院行促排助孕，均未获成功。末次月经：2024年5月2日，经量中，5天净。现月经周期第8天，带下量多，色白，无异味。身乏倦怠，手足欠温，腰酸，纳寐好，便溏。形体肥胖，舌淡体胖，苔白，脉弦细滑。

【既往史】既往体健，否认传染病史、过敏史及外伤史。

【婚育史】已婚，G_0P_0。

【妇科检查】外阴：已婚未产型。

阴道：通畅，分泌物量多，色白，无异味。

宫颈：光滑。

子宫：前位，大小约 50mm×40mm，质地中等，无压痛。

附件：双侧附件区未扪及明显异常。

【辅助检查】

①妇科超声：子宫大小正常；内膜厚约 5.8mm；右卵巢大小约 37.8×19.6mm，内可见约 6.6mm×5.2mm 的较大卵泡；左卵巢大小约 36.4mm×18.5mm，内可见 7.0mm×5.7mm 的较大卵泡。提示：双卵巢呈多囊改变。

②性激素检查：FSH 4.83mIU/ml；LH 14.0mIU/ml；E_2 41.32pg/ml；PRL 7.61ng/ml；P 0.68ng/ml；T 0.34ng/ml。

③白带常规：未见异常。

④男方精液常规：未见异常。

【诊断】

①西医诊断：多囊卵巢综合征；不孕症。

②中医诊断：不孕症，月经后期（脾虚痰湿证）。

【辨证论治】患者形体肥胖，湿浊阻滞，水液难以周流，聚而为湿、为痰、为饮，蓄于体内，其形自肥，痰浊壅盛，膏脂充溢，阻碍气血运行，故可见体倦乏力，带下量多且色白，便溏，舌淡胖，脉弦细滑。治宜健脾益气、祛湿化痰。

【处方】加味补中益气汤加减。

黄芪 10g、升麻 3g、炙甘草 6g、人参 9g、陈皮 9g、北柴胡 6g、白术 12g、茯苓 10g、半夏 9g、盐杜仲 15g、续断片 15g、桑寄生 15g、盐巴戟天 15g、盐菟丝子 30g。7 剂，水煎，早晚分服。

【西药】注射用尿促性素：75 单位，肌内注射，1 次 / 日，连用 5 天。

二诊：2024 年 5 月 14 日。月经周期第 13 天，腰酸、体倦感缓解，二便正常。舌质淡胖，苔白，脉细滑。

【辅助检查】

妇科超声（卵泡监测）：子宫内膜厚约 6.4mm；右卵巢内可见 5.7mm×4.9mm 的较大卵泡；左卵巢内可见 8.4mm×6.3mm 的较大卵泡。

【辨证论治】卵泡未长，考虑真阴不足，继续化痰祛湿、健脾益气为治，并加补肾益精之品，加快卵泡生长发育速度。

【处方】加味补中益气汤加减。

黄芪 10g、升麻 3g、炙甘草 6g、人参 9g、陈皮 9g、北柴胡 6g、白术 12g、茯苓 10g、半夏 9g、盐杜仲 15g、续断片 15g、桑寄生 15g、盐巴戟天 15g、盐菟丝子 30g、熟地黄 15g、枸杞子 15g、女贞子 15g、黄精 9g、覆盆子 15g、丹参 20g。7 剂，水煎，早晚分服。

【西药】注射用尿促性素：75 单位，肌内注射，1 次 / 日，连用 3 天。

三诊： 2024年5月21日。现月经周期第20天，带下量中、色白，体倦感明显减轻，二便正常。舌质淡胖，苔薄白，脉细滑。

【辅助检查】

妇科超声（卵泡监测）：子宫内膜厚约7.2mm；右卵巢内可见15.1mm×13.1mm的较大卵泡；左卵巢内可见8.4mm×7.2mm的较大卵泡。

【辨证论治】卵泡发育，真阴渐足，阴精渐复至盛，继续化痰祛湿，健脾益气，以候"真机"。

【处方】加味补中益气汤加减。

黄芪10g、升麻3g、炙甘草6g、人参9g、陈皮9g、北柴胡6g、白术12g、茯苓10g、半夏9g、盐杜仲15g、续断片15g、桑寄生15g、盐巴戟天15g、盐菟丝子30g、熟地黄15g、枸杞子15g、女贞子15g、黄精9g、覆盆子15g、丹参20g。3剂，水煎，早晚分服。

四诊： 2024年5月24日。月经周期第23天，带下量多、色白，稍感腰酸，二便调。舌质淡胖，苔薄白，脉细滑。

【辅助检查】

妇科超声（卵泡监测）：子宫内膜厚约7.3mm；右卵巢内可见22.2mm×19.0mm的较大卵泡。

【辨证论治】卵泡已成熟，值重阴转阳、阴盛阳动之时，正是种子受孕之"的候"，故加破血行气之品，促进卵泡排出。

【处方】加味补中益气汤加减。

黄芪10g、升麻3g、炙甘草6g、人参9g、陈皮9g、北柴胡 6g、白术 12g、茯苓 10g、半夏 9g、盐杜仲 15g、续断片 15g、桑寄生 15g、盐巴戟天 15g、盐菟丝子 30g、熟地黄 15g、枸杞子 15g、女贞子 15g、黄精 9g、覆盆子 15g、丹参 20g、赤芍 15g、王不留行 15g。3 剂，水煎，早晚分服。

【西药】注射用绒促性素：1 万单位，肌内注射。

五诊：2024 年 5 月 28 日。月经周期第 27 天，情绪紧张，纳寐差，夜间易醒。舌质红，苔薄黄，脉细滑。

【辅助检查】

妇科超声（卵泡监测）：子宫内膜厚约 8.7mm；右卵巢大小约 31.3mm×20.7mm，内可见约 17.2×14.5mm 的囊性回声区；左卵巢大小约 30.1mm×17.3mm。提示：右卵巢黄体？

【辨证论治】卵泡已排，将转为阳长期，然患者不孕病程久，盼子心切，《黄帝内经》云："悲哀愁忧则心动，心动则五脏六腑皆摇"，舌质红，苔薄黄，均示稍有热象，故以初诊方加清热之品。另因患者情绪紧张，夜间难以入睡，遂加解郁安神之剂安神助眠。

【处方】加味补中益气汤加减。

黄芪 10g、升麻 3g、炙甘草 6g、人参 9g、陈皮 9g、北柴胡 6g、白术 12g、茯苓 10g、半夏 9g、盐杜仲 15g、续断片 15g、桑寄生 15g、盐巴戟天 15g、盐菟丝子 30g、黄芩 15g、苎麻根 15g、合欢皮 15g、酸枣仁 15g。10 剂，水煎，早晚分服。

【西药】天然黄体酮胶囊：100mg，2 次 / 日，口服。

六诊：2024 年 6 月 6 日。末次月经：2024 年 5 月 2 日。现停经 36 天，下腹部坠胀，伴腰酸。纳寐好，二便正常。舌质淡，苔薄白，脉细滑。

【辅助检查】

实验室检查：HCG 102.62mIU/ml，E_2 282.69pg/ml，P 16.48ng/ml。

【辨证论治】胎孕已成，诊断为早孕、胎动不安，予住院保胎治疗。考虑患者多囊不孕病史日久，恐有流产之患，故收住院保胎治疗。

出院后随访，胚胎发育正常。

医案品析

《仁斋直指方论·火湿分治论》曰："肥人气虚生寒，寒生湿，湿生痰"，指出肥胖之人气虚，导致温煦、推动功能减弱，易聚湿生痰。本案患者形体肥胖，脾气虚为本，气虚气不行水致痰湿内停，痰湿阻滞胞宫、胞脉发为不孕。治宜健脾益气、祛湿化痰。手足欠温，便溏为阳气不足之征，故予加味补中益气汤去当归，加杜仲、巴戟天、续断、菟丝子、桑寄生以强温肾健脾，化痰祛湿之效。二诊、三诊时值经后期，加熟地黄、枸杞子、黄精、覆盆子补肾益精，调理冲任；加丹参养血，加速卵泡成熟。四诊时，加活血之品促进经间期氤氲状气血活动。情怀不畅是女子不孕的重要因素，《傅青主女科·种子》有云："其郁而不能成胎者，以肝木不舒，必下克脾土而致塞……带脉之气既塞，则胞胎之门必闭……"故五诊时，在首诊方基础上加用疏肝解郁安神类药物助孕，使阴阳相合故有子。

尿促性素是一种在绝经期妇女尿中提取精制的糖蛋

白促性腺激素类药，含卵泡刺激素和黄体生成素两种生物活性成分，具有促进卵泡发育成熟、女性子宫内膜增生的作用，和绒促性素合用，常用于促性腺激素分泌不足所致的原发性或继发性闭经、无排卵性稀发月经所致的不孕症等。排卵后，口服天然黄体酮胶囊可支持黄体功能，改善子宫内膜内环境，为受精卵着床创造有利条件。笔者体会，对于多囊卵巢综合征不孕症，中西并用，配合心理疏导，可显著缩短疗程，增强疗效。

生化汤

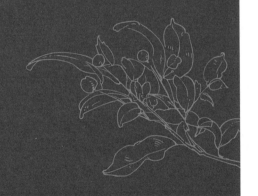

当归八钱　川芎三钱　桃仁十四粒，去皮尖，研

黑姜五分　炙草五分

【来源：产后编上卷——产后诸症治法——血块】

此症勿拘古方，妄用苏木、蓬、棱，以轻人命。其一应散血方、破血药，俱禁用。虽山楂性缓，亦能害命，不可擅用。惟生化汤系血块圣药也。

生化汤原方：

当归八钱　川芎三钱　桃仁十四粒，去皮尖，研　黑姜五分炙草五分

用黄酒，童便各半，煎服。

又益母丸、鹿角灰，就用生化汤送下一钱，外用烘热衣服，暖和块痛处，虽大暑亦要和暖块痛处。有气不运而晕迷厥，切不可妄说恶血抢心，只服生化汤为妙。俗有生地、牛膝行血；山棱、蓬术败血；山楂、沙糖消块；蕲艾、椒酒定痛，反致昏晕等症，切不可妄用。二、三、四日内，觉痛减可揉，乃虚痛也，宜加参生化汤。

如七日内，或因寒凉食物，结块痛甚者，加入肉桂八分（一作三分）于生化汤内。如血块末消，不可加参、芪，用之则痛不止。总之，慎勿用峻利药，勿多饮姜椒艾酒，频服生化汤，行气助血，外用热衣以暖腹。如用红花以行之，苏木、牛膝以攻之，则误。其胎气胀，用乌药、香附以顺之；枳壳、厚朴以舒之，甚有青皮、枳实、苏子以下气定喘；芩、连、栀子、黄柏以退热除烦。至于血结更甚，反用承气汤下之而愈结；汗多小便短涩，反用五苓散通之而愈秘，非徒无益，而又害之也。

眉批：肉桂一作三分。

凡儿生下，或停血不下，半月外尚痛，或外加肿毒，高

寸许，或身热，减饮食，倦甚，必用生化汤加三棱、蓬术、肉桂等，攻补兼治，其块自消。如虚甚，食少泄泻，只服此帖定痛，且健脾胃，进食止泻，然后服消块汤。

加味生化汤：治血块日久不消，半月后方可用之。

川芎一钱　当归三钱　肉姜四分　桃仁十五粒　三棱醋炒，六分

元胡六分　肉桂六分　炙草四分

【来源：产后编上卷——产后诸症治法——血晕】

分娩之后，眼见黑花，头眩昏晕，不省人事者，一因劳倦甚而气竭神昏，二因大脱血而气欲绝，三因痰火乘虚泛上而神不守，当急服生化汤二三贴，外用韭菜细切，纳有嘴瓶中，用滚醋二盅冲入瓶内，急冲产母鼻中，即醒。若偏信古方，认为恶血抢心，而轻用散血之剂；认为痰火，而用无补消降之方，误甚矣。

如晕厥，牙关紧闭，速煎生化汤，挖开口，将鹅毛探喉，酒盏盛而灌之。如灌下腹中渐温暖，不可拘帖数。外用热手，在单衣上，从心揉按至腹，常热火暖之一两时。服生化汤，四帖完即神清。始少缓药，方进粥，服至十剂而安。故犯此者，速灌药火暖，不可弃而不救。若在冬月，妇人身欠暖，亦有大害。临产时必预煎生化汤，预烧秤锤硬石子，候儿下地，连服二三帖。又产妇枕边行醋韭投醋瓶之法，决无晕症。又儿生时，合家不可喜子而慢母，产母不可顾子忘倦，又不可产讫即卧，或忿怒逆气，皆致血晕。慎之，慎之！

加味生化汤：治产后三血晕症。

川芎三钱　当归六钱　黑姜四分　桃仁十粒　炙草五分

荆芥四分，炒黑

大枣，水煎服。

劳倦甚而晕，及血崩气脱而晕，并宜速灌两服。如形色脱，或汗出而脱，皆急服一帖，即加人参三、四钱（一加肉桂四分），决不可疑参为补而缓服。痰火乘虚泛上而晕，方内加橘红四分。虚甚加人参二钱。肥人多痰，再加竹沥七分，姜汁少许，总不可用棱术破血等方。其血块痛甚，兼送益母丸，或鹿角灰、或元胡散、或独胜散、上消血块方，服一服即效，不必易方，从权救急。

加参生化汤：治产后形色脱晕，或汗多脱晕。

人参三钱，有倍加至五钱者　川芎二钱　当归五钱　炙草四分
桃仁十粒　炮姜四分

大枣，水煎服。

脉脱形脱，将绝之症，必服此方，加参四、五钱，频频灌之。产后血崩、血晕，兼汗多，宜服此方。无汗不脱，只服本方，不必加参。左尺脉脱，亦加参。此方治产后危急诸症，可通用，一昼一夜，必须服三、四剂，若照常症服，岂能接将绝之气血，扶危急之变症耶！产后一、二日，血块痛虽未止，产妇气血虚脱，或晕或厥、或汗多，或形脱，口气渐凉，烦渴不止，或气喘急，无论块痛，从权用加参生化汤。病势稍退，又当减参，且服生化汤。

加减法：血块痛甚加肉桂七分；渴加麦冬一钱，五味十粒；汗多加麻黄根一钱。如血块不痛，加炙黄芪一钱以止汗；伤饭食面食，加炒神曲一钱，麦芽五分炒；伤肉食，加山楂五个，砂仁四钱炒。

一、原文浅析

生化汤是南宋钱氏妇科方，傅氏在《产后篇》中作了较系统的阐述，强调了生化汤在治疗产后病中的重要性。在"下胞"条文中所提生化汤非生化汤原方。在"血块"第一条文中谓生化汤为"血块圣药"。《经效产宝》言"十月足日，食有余，遂成血块，呼为儿枕"。"血块"亦称血母块、儿枕块、血块痛、儿枕痛等，产后血块实指新产后产妇因子宫缩复而见腹痛或由瘀血排出不畅引起的小腹疼痛。

生化汤为治疗产后腹痛的良方，傅氏视块痛辨血瘀。产后腹痛有块，服生化汤合失笑散加延胡索或生化汤送服鹿角粉或益母丸，配合局部保暖。不可轻用参、芪补气，否则腹痛难愈；腹痛喜揉喜按，少气懒言、倦怠乏力，加人参益气；少腹冷痛，酌情选加小茴香、乌药、肉桂、吴茱萸等散寒止痛；腹胀腹痛，加党参、白术、茯苓、陈皮、大腹皮、香附、木香、砂仁、焦槟榔等健脾理气消胀。

生化汤全方养血祛瘀，温经止痛，主治血虚寒凝，瘀血阻滞证。方中当归味辛甘而性温，一药三用：一取其补血之功，以补产后血虚之不足；二取其活血之用，以化瘀生新，寓生新于补血之中，生新不致留瘀，化瘀而不伤血；三取其温经散寒之效，以治小腹冷痛，最适合产后虚、寒、瘀之病机，故重用为君药。川芎甘温，可行血中之气，有活血行气止痛之效；桃仁苦平，可活血祛瘀，逐瘀止痛，两药共为臣药，助君药活血祛瘀。炮姜入血分，温经散寒止痛；黄酒温经行血，助

生
化
汤

169

药力通达血脉，二者配伍重在温经散寒止痛，以治小腹冷痛，共为佐药。炙甘草调和诸药，为使药。诸药合用，养血与活血并用，有化瘀生新之功，故有"生化"之名。

"产后危疾诸症，当频服生化汤，随症加减"。生气而满闷，去桃仁之活血伤正，稍佐陈皮、木香理气，即木香生化汤；类伤寒太阳、少阳证，忌麻黄汤、小柴胡汤发汗重竭其阳，当以生化汤酌情选加防风、羌活、白芷、细辛祛风，连须葱退热，人参扶正；产后大便秘结乃虚证类，实当补，宜生化汤去黑姜之辛热，加火麻仁、肉苁蓉养血通滞，即养正通幽汤，禁用承气类重亡阴血；新产后痢，生化汤去姜之热，加陈皮、木香理气，茯苓渗湿；腹泻而有"块痛"，加茯苓、莲子健脾渗湿，无瘀者生化汤去桃仁加茯苓、陈皮、人参、白术、肉蔻、泽泻，即健脾利水生化汤；嗳腐吞酸、厌食者，酌情选加神曲、麦芽、山楂、谷芽、砂仁等消食积，吴茱萸、肉桂化寒积；完谷不化者，产后初起瘀滞未尽，加茯苓、益智仁健脾补肾，瘀滞已除者生化汤去桃仁，加人参、茯苓、白芍、益智仁、炒白术、肉蔻，即参苓生化汤；口渴者，加麦冬、五味子生津止渴；呕吐者，去桃仁、甘草，加藿香、砂仁行气化湿，生姜汁开胃止呕，淡竹叶除烦；寒霍乱之上吐下泻，去桃仁，加藿香、生姜、茯苓、陈皮、砂仁名生化六和汤。

傅氏认为，产后血崩、血脱、气喘、气脱、神脱、妄言，虽有血气阴阳之分，其精散神去则一，对生化汤的加减化裁应用出神入化，对危重症急救亦有描述，并提出部分预防策略。出血势急如崩，审形色及血色辨虚实，无论虚实，治宜行中有补，非单纯用棕灰之品，生化汤加人参、黑芥穗、乌梅、炒蒲黄、大枣名生血止崩汤，或合生脉散；产后血晕元气虚而晕厥者，只需服生化汤，不可妄自为恶血冲心之危症；加参生化汤治产后气短、厥冷、虚脱脉微欲绝者；气促汗多，另加麻黄根、黄芪固表止汗；胸闷喘促、神昏口噤，加橘红、竹沥、姜汁，频频灌之；冷汗淋漓、手足厥冷，倍人参加炮附子益气固脱、回阳救逆；产后有汗类痉，生化汤去桃仁、黑姜之攻，加桂枝、羌活散风，天麻息风止痉，羚羊角清热镇痉，麻黄根敛汗，参附回阳；神魂无所依而妄言、妄见者，块痛已除者加参生化汤，或加柏子仁、茯神养心安神，大枣补中养血安神，益智仁益智，陈皮理气，即安神生化汤。

傅氏治产后病主张不拘泥于古方，重视产后亡血伤津、元气受损、多虚多瘀的病机特点，有气勿专耗散，有食勿专消导，热不可用芩、连、栀、柏，寒不可用桂附，禁下、禁汗，禁破血之三棱、莪术、红花、苏木，勿用生地黄、砂糖以滞恶露，椒酒动血，牛膝攻逐及艾叶燥血伤阴等，山楂虽活血力弱，用其消块痛反损新血亦要慎用。傅氏提倡因时治宜，如产后半月正气已复，则无以上禁忌，宜当杂症治疗，如痢二十余天可加黄芩、黄连清热燥湿，厚朴行气化湿；有块痛不消，亦可用生化汤加三棱、莪术等攻补兼施。

二、临证新用

临证中，生化汤不仅可以治疗产后病，亦可以治疗复发性流产、子宫肌瘤、子宫腺肌病等，达异病同治之效。

1. 复发性流产

──────── 西医 ────────

复发性流产（Recurrent Spontaneous Abortion，RSA）是指与同一性伴侣发生 2 次及 2 次以上妊娠 28 周内的自然流产，是妇科临床常见的病理妊娠，其发病率约为 5%，再发风险约为 26%，病因复杂。临床上将近一半的自然流产患者的病因不甚明确，可能与亲代染色体、母体免疫、女性生殖道解剖学及内分泌异常等因素有关。复发性流产需筛查病因并针对病因进行治疗。由于目前缺乏相关药物干预复发性流产有效性及安全性的大样本研究，复发性流产治疗方案的确立多为经验性临床试验，远期风险尚未得知。

──────── 中医 ────────

复发性流产归属于中医学"滑胎"的范畴。《医林改错》记载："常有连伤数胎者……不知子宫内，先有瘀血占其地，胎至 3 月再长，其内无容身之地，胎病靠挤，血不能入胞胎，从旁流而下，故先见血，血既不入胞胎，胎无血养，故小产"，故冲任不固、胎失所系是本病发病的主要机制。笔者本着"治未病"思想，在治疗上重在预防，于流产后、孕前、孕后不同阶段分期调治，分为清理胞宫、种子、安胎三个阶段。"冲为血海，任主胞胎"，屡孕屡堕伤肾，又金刃直伤胞宫、冲任，流产后机体处于冲任损伤、血瘀停滞聚于胞中的病理状态，成为再次流产的主要致病因素，故清理瘀血、复元胞宫为治疗滑胎的首要法则，予益母生化汤加味以养血活血、祛瘀生新，清理胞宫；"胞络者系于肾"，若母体肾气充实，冲任通盛，则胎固母安，故孕前种子阶段宜益气补肾以预培其损，方用坐胎方；"肾者系胞"，肾系胎，气载胎，血养胎，孕后及早安胎治疗，防止流产发生，本阶段是重要的治疗阶段，方用泰山磐石散加减治疗，期间检测人绒毛膜促性腺激素（HCG）、雌二醇（E_2）、孕酮（P）的情况，并定期行超声检查，动态了解胚胎发育情况。

临证治疗滑胎采用活血化瘀法清理胞宫，清除胞宫中的瘀血浊液，为胎孕提供良好的基础。笔者以生化汤化裁而成的益母生化汤在清理胞宫阶段取得了显著的疗效。益母生化汤由生化汤加益母草、蒲黄、五灵脂、马齿苋、鸡血藤、巴戟天、阿胶组成。方中当归、鸡血藤补血活血，化瘀生新；川芎为血中气药，气行则血行，增强活血祛瘀之力；桃仁活血消瘀；炮姜色黑入营，入血散寒，助当归、鸡血藤以生新，佐川芎、桃仁而化旧；阿胶甘平质润，为补血要药；巴戟天甘辛微温，主入下焦，补肾阳，益精血；益母草活血调经；蒲黄活血止血而不留瘀；五灵脂散瘀止痛；马齿苋清热解毒、凉血止血以制诸药之温；甘草调和诸药为使。全方共达活血养血、化瘀生新、温经止痛之功，使瘀血得去，任通冲盛。

—— **现代药理研究** ——

现代药理研究发现，益母草的靶向器官为子宫；当归中的当归多糖能通过刺激白介素 –6 和粒细胞 – 巨噬细胞集落刺激因子的分泌来促进造血功能；川芎、桃仁、蒲黄和五灵脂都能起到改善血液循环、抗凝血和抗炎的作用，五灵脂还能显著提高 T 细胞功能，增强免疫力；炮姜能显著缩短出血时间和凝血时间；马齿苋有抗病原微生物、抗炎、解热、兴奋子宫、抗氧化等功效。

2. 子宫肌瘤、子宫腺肌病

———————— 西医 ————————

子宫肌瘤又称子宫平滑肌瘤，是一种由子宫平滑肌细胞增生形成的良性肿瘤，根据肌瘤生长部位的不同，可分为浆膜下肌瘤、肌壁间肌瘤和黏膜下肌瘤，因其大小和位置的不同，引起的症状相异。常见的临床表现为月经量增多、经期延长、贫血、白带增多、下腹部包块、不孕等。

子宫腺肌病是指子宫内膜腺体、间质侵入子宫肌层，伴周围肌层细胞代偿性肥大和增生，使子宫形成弥漫性病变或局限性病变的一种疾病。其中，少数子宫内膜在子宫肌层中呈局限性生长，形成结节或团块，称为子宫腺肌瘤。子宫腺肌瘤多见于年龄 30 ～ 50 岁的经产妇，且约半数患者合并子宫肌瘤。

临床根据病史、临床表现结合影像学检查诊断。根据患者的年龄，病灶大小、生长部位，有无症状、并发症，是否需要保留生育能力，以及患者健康情况等决定个体化治疗方案。

———————— 中医 ————————

子宫肌瘤、子宫腺肌病根据其临床表现，可归属于中医学"癥瘕""痛经"等范畴。《素问·骨空论篇》云："任脉为病，男子内结七病，女子带下瘕聚"。《景岳全书·妇人规》曰："瘀血留滞作癥，惟妇人有之。其证则或由经期，或由产后，凡内伤生冷，或外受风寒，或恚怒伤肝，气逆而血留，或忧思伤脾，气虚而血滞，或积劳积弱，气弱而不行，总由血动之时，余血未净，而一有所逆，则留滞日积而渐以成癥矣"，瘀血阻滞，胞宫冲任气血不畅，不通则痛，积久成癥。治宜活血消癥，软坚散结为法。

科研成果转化 ·····························

笔者团队在生化汤的基础上研制了活血消癥颗粒治疗子宫肌瘤、子宫腺肌病，取得了良好的疗效。为年轻有生育需求，或存在严重并发症不宜手术的患者提供了新的方药。

活血消癥颗粒由生化汤加夏枯草、益母草、半枝莲、三棱、莪术、王不留行、黄芪、牡蛎、浙贝母等组成。方中当归补血止痛，活血调经；川芎味辛散通，走而不守，活血行气，调经止痛，与当归配伍，共达活血化瘀，通行气血之功。益母草活血调经，止血利水，李时珍谓其"功益于妇人，故有益母之称"。止血，实则化瘀，瘀血去则血能循经，当归、川芎、益母草共为君药。桃仁破血逐瘀，《本经疏证》云："桃仁所主瘀血是通血之物皆能治者也。血闭而成瘕且杂邪气，则非寻常血闭，为因气不行血遂阻滞者。更推以仲景之用桃仁无不与是吻合者"；三棱破血行气，消癥散积，偏于破血；莪术功同三棱，偏于破气，《药品化义》曰："莪术味辛性烈，专攻气中之血，主破积消坚，去积聚癖块，经闭血瘀，与三棱功用颇同"，二者其性以为峻猛，实则平近，且见功迅速；夏枯草苦寒，主散郁结，清肝火，《神农本草经》谓其"主寒热，瘰疬，破癥，散瘿结气"；牡蛎味咸，《本草求真》谓其"咸涩入肾，有软坚化痰清热之功"；浙贝母散结消痞，软坚散结，以上六味，共为臣药。黄芪补气升阳，生津养血，行滞通痹，扶正祛邪，既补虚，又防攻邪伤正；半枝莲辛能行散，《泉州本草》谓其"散血，破瘀，止痛"，《广西药植图志》谓其"消炎，散瘀，止血"，可增强活血化瘀之力；王不留行通经行血，调经活血；炮姜有温经止血，止痛之功，《得配本草》曰其"守而不走，能去恶生新"，以上四味，共为佐药。炙甘草调和诸药为使。全方寓补于通，祛瘀消癥而不伤正。

3. 晚期产后出血

———————— 西医 ————————

晚期产后出血可引起炎症反应及氧化应激损伤，破坏产妇免疫细胞，影响产后康复，出血多时常导致严重贫血、休克，甚至危及生命。临床治疗中，首先明确出血原因，针对性地给予抗感染、收缩子宫及支持治疗，大量出血时需要手术及介入治疗。缩宫素可促进子宫收缩，有效减少产后出血量，然缩宫素药效维持时间短，对子宫下段作用较弱，若持续多次给药易导致产妇出现心率加快、胸闷等不良反应。

———————— 中医 ————————

晚期产后出血属于中医学"产后恶露不绝""产后血崩"的范畴。《胎产心法》指出："产后恶露不止……由于产时损其气血，虚损不足，不能收摄，或恶血不尽，则好血难安，相并而下，日久不止"。因此，气血不足，瘀阻胞宫是产后恶露不绝的主要病机。《医宗金鉴》记载："产后恶露乃裹儿污血，产时当随胎下……若日久不断，时时淋沥者，或因冲任虚损，血不收摄；或因瘀行不尽，停留腹内，随化随行。当审其血之色，或污浊不明，或浅淡不鲜，或臭，或腥，或秽，辨其为实为虚，而攻补之。"《胎产心法》云："不可轻而用固涩之剂，造成败血聚内，后患无穷"。提倡审血色辨虚实，虚者补之，实者攻之，且慎用固涩之品。笔者认为，产后体质虚弱，正气不足，加之产时耗气失血，正气愈虚，以致冲任不固，不能摄血；产后胞脉空虚，寒邪乘虚入胞，与血相搏，瘀血内阻；或胞衣残留，影响冲任，血不归经；亦或气虚则血滞，致恶露淋漓不断，或夹有血块。故益气养血、活血止血是主要治疗原则，正如《医学心悟》所云："先去其瘀而后补其新，则血归经矣"。

科研成果转化 ··

笔者团队依据生化汤创立的益母康颗粒用于治疗产后恶露不绝，取得了良好的治疗效果。益母康颗粒由生化汤加黄芪、党参、益母草、荆芥穗炭、龙骨、牡蛎、王不留行组成。方中生化汤养血活血、祛瘀生新；荆芥穗炒炭苦温平和，入血分以止血，加强温经止血之效；黄芪、党参益气扶正，补气以助生血；龙骨、牡蛎质重收敛固涩；王不留行活血通经、通络下乳；益母草祛瘀生新。全方共达益气养血、化瘀生新、通经下乳之功，使瘀血得去，新血得生。

三、典型医案

病案一：子宫肌瘤；癥瘕

张某，女，40岁。2021年3月5日初诊。

【主诉】月经量多3年。

【现病史】平素体健，易生气。3年前无明显诱因出现月经量增多，较以往增多近1倍，就诊于当地医院，行妇科彩超示多发性子宫肌瘤，最大者约4cm×3cm，未规律用药治疗。

末次月经：2021 年 2 月 25 日，经量多，有血块，伴痛经。现月经周期第 8 天，烦躁易怒，胸闷不适，时有下腹胀痛，无阴道出血，纳眠佳，二便调。舌质暗，有瘀斑，苔薄白，脉沉弦。

【既往史】既往体健。

【月经史】14 岁月经初潮，月经周期 28～30 天，经期 7 天，经量多，经色暗，伴有血块，偶有痛经，经前乳房胀痛。

【婚育史】已婚，G$_3$P$_1$A$_2$。

【妇科检查】

外阴：已婚已产型。

阴道：通畅，分泌物量少，无异味。

宫颈：光滑，正常大小。

子宫：前位，大小约 90mm×70mm，活动尚好，表面凹凸不平。

附件：双侧附件区未扪及明显异常。

【辅助检查】

妇科超声：多发性子宫肌瘤，最大者约 40mm×30mm。

【诊断】

①西医诊断：子宫肌瘤。

②中医诊断：癥瘕（气滞血瘀证）。

【辨证论治】素易情志所困，肝气郁结，气滞血瘀，胞宫、冲任气血阻滞，血不归经，故经量多，积久成癥。烦躁易怒，胸闷不适，时有下腹胀痛，结合舌脉，辨证属气滞血瘀证，治宜理气活血，消癥散结。

【处方】生化汤加味。

当归 15g、川芎 10g、桃仁 10g、夏枯草 15g、炮姜 9g、益母草 30g、香附 15g、柴胡 9g、三棱 10g、莪术 10g、紫草 10g、王不留行 15g、浙贝母 20g、炙甘草 6g。10 剂，水煎，早晚分服。

二诊：2021 年 4 月 18 日。末次月经：2021 年 4 月 3 日，经量正常，血块减少，痛经不明显。现月经周期第 16 天，腹胀好转，自觉胸闷烦躁，纳好，眠差，二便调。舌质暗，有瘀斑，苔薄白，脉沉弦。

【辨证论治】经量恢复正常，且血块减少，诸症好转。胸闷烦躁、眠差，为肝郁化热上扰心神之候，宜继理气活血、消癥散结，并加解郁安神之品。

【处方】生化汤加味。

当归 15g、川芎 10g、桃仁 10g、夏枯草 15g、炮姜 10g、益母草 30g、香附 15g、柴胡 10g、三棱 10g、莪术 10g、紫草 10g、王不留行 15g、浙贝母 20g、炙甘草 6g、酸枣仁 15g、郁金 12g。14 剂，水煎，早晚分服。

三诊：2021 年 5 月 9 日。末次月经：2021 年 5 月 1 日，经量较前减少，无腹痛。现月经周期第 9 天，诸症均明显缓解，纳眠佳，二便调。舌质暗，有瘀斑，苔薄白，脉弦。

【辨证论治】经量减少，痛经消失，诸症缓解，唯舌脉仍为气滞血瘀之候，故继理气活血、消癥散结为治。

【中成药】活血消癥颗粒：15g，3 次 / 日，口服。

后连用活血消癥颗粒 3 个月巩固疗效，患者月经量较前明显减少，无腹胀痛，复查妇科彩超示子宫肌瘤最大者约 20mm × 15mm，较之前明显减小。

《傅青主女科》方证新悟及临证应用

　　本案为子宫多发肌瘤伴月经量多，属中医学"癥瘕"的范畴。凡癥瘕为病，大多气机阻滞，气滞日久则瘀，瘀血内阻，滞留胞宫、胞脉而成。《医学入门》曰："癥瘕冷热都是瘀……善治癥瘕者，调其气而破其血"，调理气血是治疗妇人癥瘕的主要治则，故治疗当以活血化瘀为主，辅以软坚散结。活血化瘀药尚显势单力薄，需加用三棱、莪术等峻猛破血之品，气为血之帅，另加行气之药以助活血，方选生化汤加味。生化汤活血祛瘀；加王不留行、夏枯草软坚散结；三棱破血中之气滞；莪术通气分之血滞；浙贝母活血消瘤、软坚散结；柴胡、香附行气解郁，理气以助活血；妙用紫草凉血活血，亦取紫草提取物有抗肿瘤作用之意；益母草辛散苦泄，微寒清解，善治瘀血经产诸病。全方共达活血消癥，软坚散结之功。二诊时情志内伤，加之瘀血日久，致新血不生，心神失养而见烦躁失眠，加郁金行气化瘀、清心解郁；酸枣仁养心补肝，养血安神。后随诊，癥块减小，疗效彰显。

病案二：复发性流产；滑胎

　　李某，女，32 岁。2019 年 10 月 12 日初诊。

　　【主诉】胎停育 3 次，月经量少 1 年。

　　【现病史】胎停育 3 次，均为妊娠 60 ～ 75 天左右停育；生化妊娠 1 次。末次胎停育于 2018 年 7 月并行清宫术，术后月经周期、经期如常，但经量逐渐减少，为正常月经量的 1/2。LMP：2019 年 10 月 11 日。现为月经周期第 2 天，经量少，经色暗红，有血块，小腹疼痛难忍，腰酸，纳食一般，寐浅，多梦，二便调。舌暗，苔薄黄，脉细涩。

【月经史】平素月经规律，周期 28～32 天，经期 3～4 天，经量少，经色深，伴有血块，腰酸，小腹胀痛。

【既往史】既往体健，否认风湿免疫病史。

【婚育史】已婚，G4P0T3，生化 1。

【妇科检查】

外阴：已婚型。

阴道：通畅，分泌物量不多，无异味。

宫颈：光滑，正常大小。

子宫：前位，大小约 60mm×40mm，活动度佳，无压痛。

附件：双侧附件区未扪及阳性体征。

【辅助检查】

①妇科超声：子宫及双侧附件区未见明显异常。

②抗磷脂综合征：狼疮抗凝物比值 1.5。

③性激素检查：各项指标均在正常范围内。

④血常规检查、凝血检查、自身抗体检查、同型半胱氨酸检查、淋巴细胞亚群检查、肝肾功能检查、甲状腺功能检查、男方精液常规检查：均未见明显异常。

【诊断】

①西医诊断：复发性流产。

②中医诊断：滑胎（肾虚血瘀证）。

【辨证论治】屡孕屡堕伤肾，肾虚精血不足，故月经量少；金刃直伤胞宫，胞宫冲任气血瘀滞，不通则痛，故腹痛；血虚心神失养，则寐浅；结合舌脉，证属肾虚血瘀，治当补肾养血，活血祛瘀。

【处方】益母生化汤加减。

益母草 15g、生蒲黄 10g、马齿苋 15g、当归 12g、五灵脂 10g、阿胶 6g、桃仁 12g、川芎 6g、炮姜 6g、鸡血藤 15g、巴戟天 15g、甘草 6g。7 剂，水煎，早晚分服。

二诊：2019 年 10 月 20 日。末次月经：2024 年 10 月 11 日，经量稍增，经色深，血块多，腰酸、小腹胀痛好转。现月经周期第 10 天，纳佳，睡眠好转，二便调。舌质暗，苔薄黄，脉细涩。

【辨证论治】值经后期，胞宫经血溢泻之后，考虑胞宫瘀血已祛，机体处于阴精渐长阶段，故治当补肾养精，调经种子。

【处方】助孕Ⅰ号方加味。

熟地黄 15g、当归 12g、白芍 15g、山萸肉 12g、山药 15g、白术 15g、鹿角霜 9g、菟丝子 15g、覆盆子 15g、石斛 6g、麦冬 12g、香附 9g、酸枣仁 30g、百合 15g、丹参 6g。10 剂，水煎，早晚分服。

三诊：2019 年 11 月 3 日。现月经周期第 23 天，睡眠较前改善。舌质淡暗，苔薄黄，脉细涩。

【辨证论治】正值经前重阳阶段，此时宜补肾养阳，调经种子。

【处方】坐胎方。

黄芪 15g、香附 12g、党参 15g、当归 12g、白术 15g、紫

河车 6g、仙茅 9g、淫羊藿 12g、鹿角霜 9g、枸杞子 15g、巴戟天 15g、丹参 15g、鸡血藤 15g、甘草 6g。7 剂，水煎，早晚分服。

四诊： 2019 年 11 月 11 日。末次月经：2019 年 11 月 10 日。现月经周期第 2 天，经量适中，经色红，腰酸，小腹胀痛减轻。舌质淡暗，苔薄黄，脉细微涩。

【辨证论治】 正值经期，当因势利导，活血通经为主，守辨证施治原则，以通为主，兼以补肾。

【处方】 少腹逐瘀汤加减。

小茴香 6g、川芎 9g、炮姜 6g、延胡索 12g、五灵脂 9g、赤芍 12g、蒲黄 9g、肉桂 3g、当归 12g、牡丹皮 6g、益母草 15g、怀牛膝 15g、续断 15g、桑寄生 15g。7 剂，水煎，早晚分服。

后遵循调周法治疗 2 个月经周期（诊次此处略去）。

五诊： 2020 年 1 月 27 日。末次月经：2020 年 1 月 9 日，经量适中，经色红，有少量血块，无腰酸，小腹稍有胀痛。现月经周期第 19 天。舌质淡红，苔薄黄，脉细。

【辅助检查】

①妇科超声：左侧卵巢内优势卵泡已排出。

②抗磷脂综合征检查：狼疮抗凝物比值 1.04。

【辨证论治】 已过氤氲之期，机体正处于阳长阶段，阳气渐升，治当补肾填精种子。

【处方】 坐胎方。

黄芪 15g、香附 12g、党参 15g、当归 12g、白术 12g、紫河车 6g、仙茅 9g、淫羊藿 12g、鹿角霜 9g、枸杞子 15g、巴戟天

15g、丹参 10g、鸡血藤 10g、甘草 6g。7 剂，水煎，早晚分服。

六诊：2020 年 2 月 25 日。停经 47 天，无下腹痛及阴道出血，纳寐好，二便调。舌质淡红，苔薄白，脉细。自测尿早孕试验，结果呈阳性。

【辅助检查】

①实验室检查：HCG 12845mIU/ml；E_2 1974pg/ml；P 25.14ng/ml。

②妇科超声：宫腔内可见大小约 16.0mm × 12.0mm 的孕囊光环，提示宫内早孕。

【辨证论治】孕后胎元尚未稳固，治当益气养血，补肾安胎。

【处方】泰山磐石散加减。

太子参 15g、生白术 12g、白芍 15g、生地黄 15g、桑寄生 15g、续断 15g、杜仲 15g、炒菟丝子 15g、覆盆子 15g、炒黄芩 12g、炙甘草 3g、砂仁 6g、黄芪 9g、丹参 6g、三七 6g、酸枣仁 15g、百合 15g。14 剂，水煎，早晚分服。

后随访，孕期顺利，足月顺产一子。

□ 医案品析

本案属数堕胎伤肾，肾气亏，肾精不足，又兼金刃所伤，胞宫、冲任气血不畅，且久病必瘀，证属肾虚血瘀，宜补肾活血为主，结合月经周期分期调治。经期时予益母生化汤活血祛瘀，因势利导，清理胞宫瘀滞；经后阴长期，予助孕Ⅰ号方加丹参、石斛、麦冬、酸枣仁、百合以补肾填精为主，助卵泡发育；经前阳长期，投以坐胎方补肾助阳，养血益气，维持黄体功能。四诊正值月经来潮，予少腹逐瘀汤温经散寒，补肾活血祛瘀，服药后经量较前增长，血块明显减少。依中医调周法兼补肾活血法调理 2 个月经周期后，复查狼疮抗凝物比值已降至正常。成功妊娠后，遂以泰山磐石散加减补肾养血安胎，少佐丹参、三七活血，以改善血液高凝状态，待保胎超过既往流产时间，各项指标正常。

笔者认为，治疗复发性流产要未病先防，既病防变，治病与安胎并举，使用活血化瘀法贯穿调经、助孕、安胎全程，体现"有故无殒亦无殒也"。

病案三：晚期产后出血；产后恶露不绝

安某，女，28 岁。2021 年 8 月 10 日初诊。

【主诉】产后阴道淋漓出血半月余。

【现病史】2021 年 7 月 25 日顺产一子，产后阴道出血淋漓不尽，量时多时少，至今未止。现产后半月余，阴道出血量少，色暗红，无血块，偶有腹痛，伴头晕耳鸣，乏力自汗，午后身热，纳寐好，二便调。舌质暗，苔薄黄，脉细涩。

【既往史】既往体健。

【婚育史】已婚，$G_2P_1A_1$。

【月经史】平素月经规律，周期 30～35 天，经期 3 天，经量少，经色暗红，伴有血块，无痛经。

【辅助检查】

妇科超声：子宫前位，大小约 83mm×77mm×62mm，边界清；子宫内膜回声不均匀；双侧附件区未见明显异常回声。

【诊断】

①西医诊断：晚期产后出血。

②中医诊断：产后恶露不绝（气阴两虚，瘀血内阻证）。

【辨证论治】产时劳力伤气，气虚不摄血，加之瘀血内阻，血不归经，致恶露不尽；气血不足，失于上荣，故头晕耳鸣；阴血亏虚，阴虚生内热，故午后身热。结合舌脉，辨证属气阴两虚、瘀血内阻证，治以活血补血止血。

【处方】生化汤加味。

黄芪 15g、党参 15g、当归 12g、益母草 15g、川芎 12g、桃仁 10g、炮姜 9g、荆芥穗炭 10g、王不留行 20g、炙甘草 6g。7 剂，水煎，早晚分服。

【中成药】益母康颗粒：2 袋 / 次，3 次 / 日，冲服，连用 5 天。

二诊：2021 年 8 月 16 日。服药后阴道出血减少渐止，腹痛好转，时有头晕耳鸣，乏力自汗，手足发热，腰膝酸软，纳寐好，二便调。舌质暗，苔薄白，脉沉细。

【辅助检查】

妇科超声：子宫前位，大小约 75mm×69mm×55mm，边界清，肌层回声均匀；子宫内膜厚约 5mm；双侧附件区未见明显异常回声。

【辨证论治】恶露已尽，但乏力自汗等气阴两虚之证尚存，治宜益气养阴、填精养血以扶正。

【中成药】生血宝合剂：15ml/ 次，3 次 / 日，口服。

《诸病源候论》曰："产伤于经血，其后虚损未平复，或劳役损动而血暴崩下……若小腹急满，为内有瘀血"。本病案系产后羸弱，瘀阻胞宫，血不归经致恶露不绝。证属气阴两虚，瘀血内阻。遵隋代巢元方"不可断之，断之终不断"之旨，予生化汤加味以活血祛瘀、益气止血，合用益母康颗粒促进子宫复旧。二诊时，瘀血已祛，气阴两虚之象明显，故予生血宝合剂益气养阴、填精养血，扶助正气以固本而恶露尽。